项目支持：北京市通州区科技计划项目（KJ2016CX053）

北京中医药"薪火传承3+3工程"两室一站分站

建设项目（京中医科字［2018］104号）

中医治未病
适宜技术手册

主编 曹柏龙 缪 娟

中国中医药出版社
·北 京·

图书在版编目（CIP）数据

中医治未病适宜技术手册 / 曹柏龙，缪娟主编 . —北京：中国中医药出版社，2019.3（2020.4重印）

ISBN 978 – 7 – 5132 – 5433 – 5

Ⅰ．①中… Ⅱ．①曹… ②缪… Ⅲ．①中医学 – 预防医学 – 手册 Ⅳ．① R211 – 62

中国版本图书馆 CIP 数据核字（2018）第 301477 号

中国中医药出版社出版

北京经济技术开发区科创十三街 31 号院二区 8 号楼

邮政编码 100176

传真 010–64405750

山东百润本色印刷有限公司印刷

各地新华书店经销

开本 787 × 1092 1/32 印张 5.25 字数 69 千字

2019 年 3 月第 1 版 2020 年 4 月第 2 次印刷

书号 ISBN 978 – 7 – 5132 – 5433 – 5

定价 35.00 元

网址 www.cptcm.com

社长热线 010–64405720

购书热线 010–89535836

维权打假 010–64405753

微信服务号 zgzyycbs

微商城网址 https://kdt.im/LIdUGr

官方微博 http://e.weibo.com/cptcm

天猫旗舰店网址 https://zgzyycbs.tmall.com

如有印装质量问题请与本社出版部联系（010–64405510）

内容提要

本书精选了贺氏管针、头针、皮内针、三棱针、梅花针、火针、艾灸、穴位贴敷、温针灸及推拿、拔罐、中药湿敷、中药灌肠、电蜡疗、红光照射治疗等适宜技术，详细介绍了每项中医适宜技术的适应证、禁忌证、操作方法、注意事项。

本书内容编写力求简练、实用，用于指导基层医疗单位年轻医师及西医学习中医人员开展中医治未病适宜技术操作。

《中医治未病适宜技术手册》
编委会

顾　问　贺思圣（北京市鼓楼中医医院）

主　审　苗桂珍（北京中医药大学东直门医院）

主　编　曹柏龙（北京中医药大学东直门医院）

　　　　缪　娟（北京中医药大学东直门医院）

编　委（以姓氏笔画为序）

　　　　于婉君（北京中医药大学东直门医院）

　　　　马　彤（北京中医药大学东直门医院）

　　　　马晓东（北京市通州区次渠社区卫生服务中心）

　　　　王　娇（北京市通州区次渠社区卫生服务中心）

　　　　王　倩（北京市通州区次渠社区卫生服务中心）

　　　　王　鹊（北京中医药大学东直门医院）

　　　　王立强（北京中医药大学东直门医院）

　　　　王晓楠（北京中医药大学东直门医院）

　　　　王媛媛（北京中医药大学东直门医院）

　　　　石春燕（北京中医药大学东直门医院）

　　　　卢　珊（北京中医药大学东直门医院）

　　　　白　珍（北京市通州区次渠社区卫生服务中心）

　　　　朱学敏（北京中医药大学东直门医院）

　　　　刘　依（北京中医药大学东直门医院）

　　　　刘化平（北京中医药大学东直门医院）

刘巧巧（北京中医药大学东直门医院）

汤　娜（北京中医药大学东直门医院）

安艳辰（北京市通州区次渠社区卫生服务中心）

杜启明（北京中医药大学东直门医院）

李春桂（北京中医药大学东直门医院）

李晓婷（北京中医药大学东直门医院）

李聪颖（北京中医药大学东直门医院）

杨　杰（北京中医药大学东直门医院）

杨　然（北京市鼓楼中医医院）

杨玉婷（北京中医药大学东直门医院）

杨荔芳（北京中医药大学东直门医院）

宋　迪（北京中医药大学东直门医院）

张明亮（北京市通州区次渠社区卫生服务中心）

陈子泮（山东中医药大学）

金　健（北京中医药大学东直门医院）

金　潼（北京中医药大学东直门医院）

周静鑫（北京中医药大学东直门医院）

班　颖（北京中医药大学东直门医院）

钱玉凤（北京中医药大学东直门医院）

郭新环（北京市通州区次渠社区卫生服务中心）

黄　妍（首都医科大学中医药学院）

曹　灿（北京中医药大学东直门医院）

崔赵丽（北京中医药大学东直门医院）

彭　慧（北京中医药大学东直门医院）

韩　越（北京市通州区次渠社区卫生服务中心）

潘　芳（北京市鼓楼中医医院）

编写说明

天地玄黄，宇宙洪荒。我们的祖先励精图治，发奋图强，才有了中华民族璀璨的文明。中医药作为打开中华文明宝库的钥匙，在中华民族的复兴大业中扮演着重要的角色。随着"一带一路"建设的发展，中医药正在迅速走向世界，而针灸等适宜技术凭借自己的实力，已经成为中医药"一带一路"的主力军！

继承和发展针灸等适宜技术及中医药文化，不仅是中医药人的责任，更是中华民族每一个成员的责任。当前，全国各地中医治未病学科建设如火如荼，许多基层医疗单位成立了中医治未病科室，西医学习中医学员也在汲取中医药的文化与适宜技术，以指导临床慢性病的防治，迫切需要一本中医治未病适宜技术手册，来指导临床实际工作，提升中医治未病科室的内涵建设水平。

为了满足广大基层医务工作者的需求，我们在北京中医药"薪火传承 3+3 工程"两室一站分站建设项目和北京市通州区科技计划项目支持下，编写了这本《中医治未病适宜技术手册》，参与编写的各位老师，分别来自北京中医药大学东直门医院东区、北京市通州区次渠社区卫生服务中心等单位，均是长期从事临床工作的医护人员，对

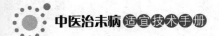

于中医治未病适宜技术无比热爱。通过参考相关资料，结合临床实际，力求用简明扼要的语言文字向读者介绍针灸、推拿、拔罐等适宜技术。

但由于水平有限，而医学又在飞速发展，书中若有不足之处，希望广大读者提出宝贵意见，以便再版时修订提高。

本书适合基层医护工作者及广大中医爱好者阅读，对于西医学习中医的医护人员，本书也非常适合。希望本书有助于中医治未病学科的发展，为中华民族的伟大复兴添砖加瓦！

《中医治未病适宜技术手册》编委会
2019 年 1 月

第一章 针刺类

第一节 贺氏管针

一、概述

针灸是中国古老的民间疗法，是我国医学领域宝贵的文化遗产。针灸是由针刺或艾灸透过人体经络、穴道，调整气血、导引疏通，达到缓解病痛、治疗疾病的目的。具有适应性广、疗效明显、操作方便、经济安全等优点，数千年来深受广大人民的喜爱与欢迎。约在公元 500 年前后，中国针灸技术传入日本。日本医者在学习我国针灸后，形成了很多学派，其中管针是由日本著名的盲人针灸家杉山和一发明并推广。管针技术是以针管作为辅助工具，将针放入细管打入皮下的方法，这种方法使患者在针刺入时没有痛苦。即在针刺过皮时以针管代替押手，以消除穿皮时的疼痛。

贺惠吾（1899—1979）幼年就读私塾时，其

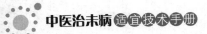

师张余庆系清末举人。精通医理，贺氏受其影响，耳濡目染，学医认药，随师侍诊，施针用灸，18岁即在山东潍坊行医。20世纪20年代曾在日本学医时专职学习针灸疗法多年，在50余年的医疗实践中，研究历代针灸医家学派的特点，以中医学的脏腑经络学说为理论基础，创立了"七伐五法"针刺手法，并结合现代医学，吸取日本管针经验并加以改进，创立了一套针灸技术。即用一根长约6cm的针管（图1-1）作为进针器，代替押手，运用"七伐五法"针刺手法，并将其命名为"管针术"。其子贺思圣，自幼随父学医，不断继承和发展管针术，形成了"七伐、五法、八证、五配"的独特针灸流派。

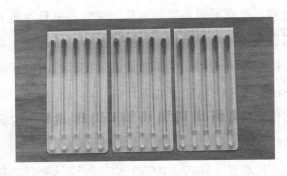

图1-1 贺氏管针

二、七伎

手伎是指针刺的方法、方向、角度、深浅、频率及力量等的综合运用，它不仅作为进针法，而且可以探寻、诱发和促进经气流动，是施用补泻手法的基础，而七伎是指7种不同的手伎。分别是调气术、雀啄术、捻针术、提插术、回旋术、摇针术、弹针术。

1. 调气术　操作要领是随咳进针。针刺过皮肤后勿进针，令患者自然呼吸，并将针左右平衡捻转五六次，每次不超过240°，然后再刺入肌腠。咳可引动脏腑之气机，振三百六十骨节，有松肌筋、通经脉之效，可作为经气调整的前期准备。

2. 雀啄术　针刺到所需深度后，将针体上下移动，上下移动的幅度应相等，频率稍快，力量均匀柔和。此术有促进经气流动、加强针感传递的作用。

3. 捻针术　进针后左右旋捻反复不已，旋捻角度要适宜，力量要柔和。施展此术得气较快，针感传递稳定。是"气至病所"的主要手段。其中泻法常用"右三左二捻转术"（数字代表旋捻力量、强度和角度的量化），而补法则是用"左三右二捻转术"。这是贺惠吾先生在长期临床实践中总结的最佳量化比例效果。

4. **提插术** 与雀啄术基本相同，区别在于深度大、频率慢、力量强，其中"下三上二提插术"多用于补法（数字代表运针所用力量和速度的量化），而"上三下二提插术"多用于泻法。无论哪种提插术的针感都比较强，对候气较慢的患者尤为适用。

5. **回旋术** 是将针朝同一方向旋捻，其捻如搓线状，力量要稳而柔，角度不宜超过360°，此为回旋1次。运用时一般回旋2~4次即可。此术的作用是加强针感传导，延长针感时间。

6. **摇针术** 将针急刺到所需深度，用拇指、食指轻摇针柄，手腕不动，其势如磨盘之状，力量稍强而均匀，速度中等。此术泻热作用较强。临床常配合泻法，治疗阳经实热证。

7. **弹针术** 补时用指甲轻弹针，使气疾，弹时力量柔和不可过重，1~2秒轻弹1次，可控制、调节和激发经气有节奏地运行。常用于治疗目疾、耳疾及面部疾病。

三、五法

五法是五种补泻手法。指补法、泻法、迎法、随法、平补平泻法。

1. 补法 采用烧山火之法，即三进刺。

一进刺是将针刺到上 1/3（天部），得气后采取捻转补法，当患者感到局部酸胀，并沿经脉走向扩散时即用二进刺。二进刺是将针继刺到中 1/3（人部），行捻转补法，候气后即用三进刺。三进刺是将针刺到下 1/3（地部），仍行捻转补法，候气后施用"回旋术"，向右捻二三次增强针感，然后趁患者吸气之际（自然呼吸）乘势出针，扪其穴孔，勿令气泄。

2. 泻法 采用透天凉之法，即三退刺。一退刺是将针急刺到地部，用"右三左二捻转术"疏通经气，再用"上三下二提插术"，边提插、边捻转。当医者感到针下由沉紧有力、经气潮涌不断而逐渐变成松软如刺在棉絮之中，患者也感局部松弛舒适，此时则提多插少，将针退至人部即

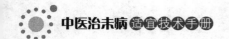

用二退刺。二退刺是重复一退刺的手法，待出现上述针感转变后，将针退至天部即用三退刺。三退刺仍重复上述手法，待针感的转变出现后，则用"摇针术"，边摇动针柄，边趁患者呼气时（自然呼吸），徐徐提插出针。勿扪穴孔，令邪气外泄。

3. **迎法**　针刺方向为本穴经脉循行的始端，急刺到所需深度。将"摇针术"和"上三下二提插术"合并应用二三次，候气后医者觉针下阵阵沉紧，患者觉针感向经脉循行的末端扩散，此时则边摇针，边提插，缓慢出针，勿扪穴孔，令邪气外泄。

4. **随法**　针刺方向为本穴经脉循行的末端，针刺皮肤后，徐徐搓针至天部，将"下三上二提插术"合并应用 30~60 秒，医者觉针下沉紧，患者稍有酸胀感时，将针徐徐搓至人部，仍重复上述针法，待再次出现酸胀针感时，将针徐徐搓至地部，继续施用上述手法，时间 60~90 秒，患者觉针感隐隐向经脉循行始端传导，医者趁针下沉紧快速出针，扪其穴孔，勿令气泄。

5. **平补平泻法** 将针刺至所需深度，用"雀啄术"或"对等提插术"促动经气，再用"对称捻转术"（针体左右旋捻时的角度及力量基本均等），候气后，患者微有针感并在局部扩散，此时可轻缓出针。

四、八证

贺惠吾教授根据疾病的病因病机和证候特点，将疾病分为"气、血、风、湿、寒、热、虚、实"八大类，针对每一类疾病的调理，提出了相应的主治腧穴，由此形成了极具特色的腧穴"八证"分类及调理法，八证分别为气证、血证、风证、湿证、寒证、热证、虚证、实证。

1. **气证** 治疗可针刺俞府穴，开胸气、降冲气；中脘穴升清降浊、利气等。

2. **血证** 治疗可针刺太冲穴，通经行郁、养血、凉血；曲泉穴清血、凉血、养血等。

3. **风证** 治疗可针刺风府穴，搜周身之风，尤治头风和外感风邪等。

4. **湿证** 治疗可针刺下廉穴，祛湿；上廉穴祛湿燥湿等。

5. 寒证 治疗可针刺中脘穴，温中暖腑，治胃中寒及腹中寒冷等。

6. 热证 治疗可针刺大陵穴，清心胸热；劳宫穴清心膈热。

7. 虚证 治疗可针刺气海穴，补气益胃。

8. 实证 治疗可针刺神门穴、通里穴、少海穴，均有泻心火之效。

五、五配

配穴方法分为定位配穴法、循经配穴法、表里配穴法和辨证配穴法，以及贺氏一般运用法又称局部配穴法，即病之所在，其位寻穴。

（一）定位配穴法

定位配穴法，又称特效配穴法。是配取治疗某病证有特效的固定穴位，其中又分为单穴应用法、双穴应用法。

1. 单穴应用法 是采用一个特定功能之穴位，固定的相配治疗疾病。例如内关穴治疗急性胃脘痛。

2. 双穴应用法 采用两个特定功能之穴位，固定的相配治体内之疾。例如合谷穴配复溜穴，既可治多汗也可治少汗。治多汗时，合谷穴用泻法，复溜穴用补法，主治心烦躁热、汗出不止；治无汗时，合谷穴用补法，复溜穴用泻法，主治因气虚阳弱、复感寒邪而致的恶寒无汗。

（二）循经配穴法

循经配穴法，又称本经配穴法。经过辨证分析，病在某经即循某经取穴。如足阳明胃经有病患，可取本经腧穴水分、梁门、天枢、足三里等治疗。

（三）表里配穴法

表里配穴法又称阴阳配穴法。即根据脏腑之间的联系，经脉之间的互相沟通而拟定的。如手太阴肺经的咳嗽病证，除取本经腧穴外，还可取相互表里的手阳明大肠经腧穴曲池、合谷等。针灸学中的俞募配穴也属于表里取穴法。

（四）辨证配穴

辨证配穴又称脏腑配穴法。即辨证决定配穴组方。例如对患者辨证为"不寐"的"心血不足证"，取内关、神门、巨阙、心俞，用补法。临床上，八会穴相互之间的配合也属于辨证取穴法。

第二节　头　针

一、概述

头为诸阳之会，手足六阳经均于头面有分布区域。手少阴与足厥阴经亦直接循行于头面部，所有阴经的经别和阳经相合后，同样上达于头面。

头针疗法，又名头皮针疗法，是在中国传统针灸学、神经解剖学、神经生理学等基础上发展形成的，是指通过针刺头部的特定区域，以达到治疗目的一种针灸手法。

二、操作步骤

1.选穴　依据头针穴名国际标准化方案，具体取穴分为：额区、顶区及枕区（图1-2），其所在区域穴位所归属经络不同，则主治也不同。

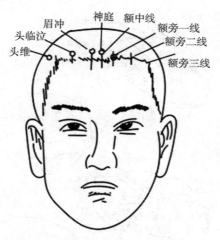

图 1–2　额区穴位图

　　临床上，以山西焦顺发所提出的头皮针穴位影响较大，取穴方法简便。首先设定二条标定线——前后正中线和眉枕线。前后正中线是指眉间和枕外粗隆顶点下缘连线；眉枕线是指眉中点上缘和枕外粗隆顶点的头侧面连线。然后确定不同的区域，如：感觉区、运动区、晕听区等。不同区域分布的穴位，主管相应区域的基本功能。见图 1–3。

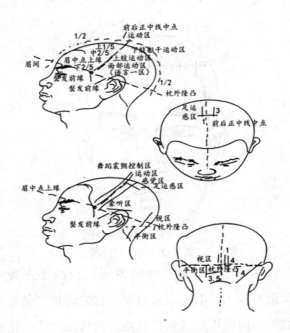

图 1-3　焦顺发头皮针取穴图

2. 操作手法　患者取坐位或卧位，医者持针沿 30°左右角度进针，平刺进入穴线（如额中线），或穴位区（如感觉区）内。然后迅速将针刺入皮下，当到达帽状腱膜下层时，阻力减小，使针与头皮平行，根据不同穴线刺入不同深度，一般情况下，进针 3cm 左右为宜。然后运针。

头针之运针，为使针的深度固定不变及捻针

方便起见，一般以拇指掌侧面与食指桡侧面夹持针柄，以食指的掌指关节快速连续屈伸，使针身左右旋转，捻转速度每分钟可达 200 次左右，进针后持续捻转 2~3 分钟，留针 5~10 分钟。

三、适应证

目前已知的头皮针刺疗法主要用于脑血管疾病的治疗，对脑外伤后遗症、小儿脑性瘫痪、小儿脑发育不全、震颤麻痹、舞蹈病、耳鸣及各类急慢性疼痛等，都有一定效果，特别是针对因中风所引起的偏瘫，其有效率可达 90% 以上。近年来还用于老年性痴呆症和小儿智力障碍等。

四、注意事项与禁忌

留针时，针体应稍露出头皮，以免造成折针、弯针。如患者不适，则可稍稍退针 0.1cm 左右。对精神紧张、过饱、过饥者应慎用，不宜采取强刺激手法。

国家标准《针灸技术操作规范·第二部分·头针》中指出囟门和骨缝尚未骨化的婴儿；头部颅骨缺损处或开放性脑损伤部位，头部严重感染、溃疡、瘢痕者；患有严重心脏病、重度糖尿病、

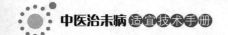

重度贫血、急性炎症和心力衰竭者；中风患者，急性期如因脑血管意外引起昏迷、血压过高时，均不宜采用头针治疗，须待血压和病情稳定后方可做头针治疗。

第三节　腕踝针

一、概述

腕踝针，是在腕部或者踝部取特定部位针刺以治疗疾病的一种针刺疗法。它是在经络学说中皮部理论的启示下逐步形成和发展起来的。本疗法是把病证表现的部位归纳在身体两侧的6个纵区，在两侧的腕部和踝部各定6个进针点，以横膈为界，按区选点进行治疗。

二、适应证

腕踝针具有疏通经络、调和脏腑的功能。依据腕踝针不同分区，对应治疗不同病证。

（一）腕部分区

腕部分区，是在腕横纹上2寸，从掌面尺侧至桡侧，再从背面桡侧至尺侧，分为上1至上6分区，见图1-4。

1. 上1区　在小指侧的尺骨缘前方，用拇指按压之凹陷处。主治前额痛、眼疾、鼻疾、三叉神经痛、面肿、前牙痛、流涎、恶心、呕吐、心悸、眩晕、盗汗、失眠、癔症，咽炎、气管炎、荨麻疹、皮肤瘙痒症等。

2. 上2区　在腕前面的中央，掌长肌腱与桡侧腕屈肌腱之间，即内关穴的位置。主治颞前部痛、后牙痛、腮腺炎、颌下肿痛、胸痛、胸闷、回乳、哮喘、手掌心痛、指端麻木等。

3. 上3区　靠桡动脉的外侧。主治高血压、胸痛。

4. 上4区　手心向内，在拇指侧的桡骨缘上。主治头顶痛、耳痛、耳鸣、耳聋、下颌关节功能紊乱、肩周炎（肩关节前部痛）、胸痛。

5. 上5区　腕背面的中央，即外关节的位置。主治颞后部痛、落枕、肩痛、肩周炎（肩关节外侧部痛）、上肢感觉障碍（麻木、过敏）、上肢运动障碍（瘫痪、肢颤、指颤、舞蹈症）、肘关节痛、腕和指关节痛、手部冻疮等。

6. 上6区　在小指侧尺骨缘背部。主治后头痛、枕项痛、脊柱（颈胸段）痛。

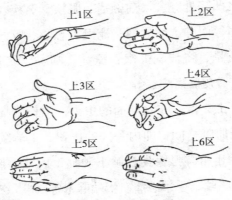

图 1-4 腕针取穴图

（二）踝部分区

踝部分区，是指内、外踝高点上 3 寸，从跟腱内侧起向前转至外侧跟腱，分为下 1 至下 6 分区，见图 1-5。

1. **下 1 区** 跟腱内侧缘，内踝高点上 3 寸。主治上腹部胀痛、脐周围痛、急性肠炎、痛经、白带多、遗尿、阴部瘙痒症、足跟痛等。

2. **下 2 区** 在内侧面中央，偏胫骨后缘处。主治肝区痛、少腹痛、过敏性肠炎等。

3. **下 3 区** 胫骨前缘向内一横指处。主治膝关节（内缘）痛等。

4. **下 4 区** 胫骨前缘与腓骨前缘的中点。主治股四头肌酸痛、膝关节痛、下肢感觉障碍（麻木、过敏）、下肢运动障碍（瘫痪、肢颤、舞蹈病）、趾关节痛等。

5. **下 5 区** 在外侧面中央，偏腓骨后缘处。主治关节痛、踝关节扭伤等。

6. **下 6 区** 偏跟腱外缘处。主治急性腰扭伤、腰肌劳损、骶髂关节痛、坐骨神经痛、腓肠肌痛、脚前掌痛等。

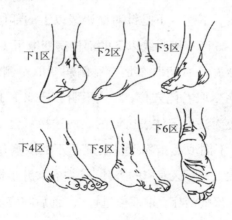

图 1-5 踝针取穴图

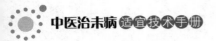

三、操作方法

1. 取穴原则 以胸骨末端和两侧肋弓的交接处为中心，划一条环绕身体的水平线称横线，相当于横膈的位置。以横线为界，依据所患疾病的主要症状，或引起疾病的部位选取穴位。横线以上的病证选腕部穴点，横线以下的病证选踝部穴点。一般来说，上病取上、下病取下、左病取左、右病取右，区域不明者、选双上 1 穴、上下同取、左右共针、前后呼应、三针排刺。具体原则：上病取上、下病取下是针对横膈线以上的部位病变取上 1~6 区，横膈线以下的部位病变取下 1~6 区；左病取左、右病取右是指左侧病变取左侧穴位，右侧病变取右侧穴位；区域不明、选双上 1 穴是临床上无法确定体表区域的疾病选择双上 1 区治疗；上下同取是指靠近横膈线上下的疾病位置要同时取上、下区对应的进针点；左右共针是指躯干部位的疾病治疗上取双侧进针点；前后呼应是指在表现在前后不同部位的疾病应前后共同选取前后分区进针；三针排刺是指疾病范围较广泛的疾病应在同一水平面的三个分区共同并排针刺。

2. 进针方法　病人体位不限，针刺踝部穴区时，以取卧位为佳。针刺前，嘱病人放松。常规消毒，一手固定穴点上部，另一只手夹持针柄，针与皮肤呈 30° 角快速刺入皮下。然后轻捻针柄，将针体贴着皮肤浅层循纵线沿皮下行进，以针下有松软感为宜。进针时，局部可稍感疼痛，刺入后疼痛感应立即消失。此法的特点是保持针在皮下，要求不出现酸、麻、胀、痛等感觉。针尖入皮肤后，放开持针手指，针自然垂下并贴近皮肤表面，则表明针在皮下。针刺深约 1.5 寸，针刺上 1、下 1，或上 6、下 6 区穴时，针体应与腕部或踝部的边缘平行。进针方向以朝病端为原则，如病证在指或趾，针尖方向指向末端；如病证在头胸或腰膝，针尖方向指向头胸或腰膝。

3. 调针及留针　如病人有酸、麻、胀、痛、沉等感觉，表明针体已深入筋膜下层，属进针过深，应调针，宜将针外退至浅表处；针刺长度不够时，针感不够，即针下无松软感，则宜将针尽量刺入或换针另刺。针刺深度但须注意，应略保留部分针体在体外。留针一般 30 分钟，疼痛性病

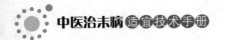

证或某些慢性病可适当延长留针时间。

四、注意事项

1.针体通过的皮下有较粗的血管，或针尖刺入的皮肤处有显著疼痛时，进针点要沿纵线方向适当移位。

2.针刺方向一般向上，如果病证在手足部位时，针刺方向朝下（手足方向）。

3.针刺时避免刺入过深，若针下有阻力或患者出现酸、麻、胀、痛等感觉，应将针退出，使针尖到皮下，重新刺入较表浅的部位。要求不出现酸、麻、胀、痛等感觉。留针时，一般不做提插或捻转等行针手法。

第四节 皮内针

一、概述

皮内针又称"埋针"，是用30号或32号不锈钢丝制成的针具，有图钉型和麦粒型的两种。具体来说，皮针就是将针具刺入皮内，固定后留置一定时间，利用其持续刺激作用，来治疗疾病的一种方法。本法可以给穴位以持续刺激，减少了反复针刺，病人还可以自己手压埋针以加强刺激。

二、操作方法

1.图钉型皮内针埋针法 图钉型皮内针也称揿针，用于耳穴和体穴埋藏。局部常规消毒后，用镊子夹持针柄，对准穴位，垂直刺入，使环状针柄留在皮肤上，用胶布固定。

2.麦粒型皮内针埋针法 可应用于身体大部分穴位（也有人做成蝌蚪型的皮内针）。局部常规消毒后，用镊子夹持针柄，对准已消毒的穴位，沿皮下刺入 0.5~1cm，针柄留于皮外，用胶布固定。如无皮内针，亦可用 5 分毫针代之。

3.埋针时间 一般 2~3 天为宜。秋天时间适当长点，夏天适当短点。两次埋针间隔时间，同一穴位起针后 1 周，可再次埋针。若为疼痛疾病，埋针时间以疼痛缓解为度。

三、适用范围

埋针疗法临床多应用于神经性头痛、偏头痛、胃痛、胆绞痛、胁痛、腕踝关节扭伤等。还可应用于某些慢性疾病。如神经衰弱、高血压、哮喘、月经不调、面肌痉挛、眼睑眴动、遗尿、尿频、

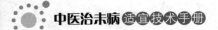

痹证等。

在糖尿病的治疗方面，皮内针应用较少。有文献指出，皮内针治疗可益气健脾、调节糖脂代谢、减轻胰岛素的过度分泌、提高胰岛素的敏感性，有保护胰岛功能的作用。能减轻胰岛素抵抗的水平，从一定程度上延缓2型糖尿病病程的进展，减少或延迟相关并发症的发生。

四、禁忌证

关节处、红肿局部、皮肤化脓感染处、紫癜和瘢痕处，均不宜埋针。皮肤过敏患者、出血性疾病患者也不宜埋针。

五、注意事项

1.穴位、针具、镊子都要常规消毒。

2.埋针处防止水浸泡。夏季多汗时，要检查埋针处有无汗浸皮肤、发红等。如见发红、疼痛要及时检查，有感染现象立即取针。埋针发生疼痛可以调整针的深度、方向，调整无效时，可能有炎症发生，应取针。

3.患者可以用手指间断按压针柄，以加强刺激量，提高效果。但应注意手的卫生。

4.若埋针处已发生感染，应给予常规外科包扎处理。如有发热等全身反应时，适当给予抗生素或中药清热解毒治疗。

第五节　三棱针

一、概述

用三棱针刺破人体一定部位的血络或腧穴，放出适量血液，达到治疗疾病目的的方法，称为三棱针疗法。古人称之为"刺血络"或"刺络"，现代称为"放血疗法"。三棱针用不锈钢制成，针长约6cm，针柄呈圆柱形，针身呈三棱状，尖端三面有刃且锋利，见图1-6。

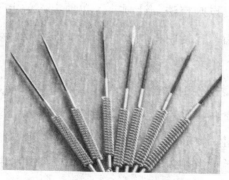

图1-6　三棱针

二、适应证

三棱针放血疗法具有通经活络、开窍泻热、消肿止痛等作用。其适用范围较为广泛，凡各种实证、热证、瘀血、疼痛等均可应用。较常用于糖尿病周围神经病变、糖尿病周围血管病变、糖尿病足。

三、禁忌证

凝血机制障碍的患者禁用，血管瘤部位、不明原因的肿块部位禁止使用。

四、操作方法

首先消毒针具和针刺部位，再根据治疗需要，选择不同的刺法：

1. **点刺疗法**　针刺前，在预定部位上下用左手拇指、食指向针刺处推按，使血液积聚于针刺部位，继之用 0.5%~1% 碘伏消毒，针刺时左手拇指、食指、中指捏紧刺入部位，右手持针，用拇指、食指捏住针柄，中指指腹紧靠针身下端，针尖露出 3~5mm，对准已消毒部位，刺入 3~5mm 深，随即将针迅速退出，出针后，不可按压针孔，让血液流出，如出血不畅，可用拇指、食指挤出血液 0.5~1.0mL。此法多用于四肢末端放血，如十宣、十二井和耳尖等穴。

2. 散刺法　该法是对病变局部周围进行点刺的一种方法。根据病变部位大小的不同，在一面积较大的部位，用三棱针进行散在性点刺，刺血点可有一定距离；亦可延病灶周围做包围性点刺，可刺 10~20 针，由病变外缘环形向中心点刺，促使瘀血或水肿得以排出，达到祛瘀生新、通经活络的目的。散刺多用于治疗局部瘀血、血肿或水肿等。

3. 刺络法　先用袋子或橡皮管，结扎在针刺部位上端，然后迅速消毒。针刺时左手拇指压在被针刺部位下端，右手持三棱针对准针刺部位的经脉，刺入脉中 2~3mm，立即将针退出，使其流出少量血液，出血停后，用消毒干棉球按压针孔，出血时，也要轻轻按压经脉上端，以助瘀血外出，毒邪得泻。此法多用于曲泽、委中等穴。

五、注意事项

1. 操作部位应严格消毒，防止感染。

2. 孕妇、新产后、体质虚弱及有出血倾向者，不宜使用本法；精神紧张、大汗、饥饿时亦不宜使用本法。

3.注意血压、心率变化，谨防晕针、晕血的发生。

4.点刺时手法宜轻、稳、准、快，不可用力过猛，防止刺入过深，创伤过大，损害其他组织。一般出血不宜过多，勿伤及动脉。

5.出血较多时，嘱患者适当休息，观察没有异常再离开。术者避免接触患者血液。

第六节 梅花针

一、概述

梅花针是皮肤针的一种，因针柄的一端装7枚小针，状如梅花，故名梅花针。梅花针疗法为丛针浅刺法，是集合多支短针浅刺人体一定部位和穴位的一种针刺方法，是我国古代"半刺""浮刺""毛刺"等针法的发展。运用梅花针叩刺可以激发和调节脏腑经络功能，通过经络的传输调整脏腑虚实、平衡阴阳、调和气血、疏通经络；同时对末梢神经和血管壁有强烈的刺激作用，能够对损伤引发的病理反应进行调控，具有较强的兴奋神经、改善循环的作用。

梅花针叩刺法有压击法和敲击法两种。①压击法是用拇指、中指、无名指拿住针柄，针柄末端靠在手掌部，食指压在针柄上。压击时手腕活动，食指加压，刺激的强度在于食指的压力，适合于硬柄针。②敲击法即拇指和食指捏住针柄的末端，上下颤动针头，利用针柄的弹性敲击皮肤，刺激的轻重根据针头的重量和针柄的弹力，靠颤动的力量来掌握，适合于弹性针柄。根据患者体质、病情、年龄、叩打部位的不同，有轻、中、重三种强度。轻者腕力轻、冲击小，叩打至局部皮肤略有潮红的为宜；中者介于轻、重之间，叩打至局部有潮红、丘疹，但不出血为度；重者腕力重、冲力大，叩打至局部皮肤明显发红，

并可有轻微出血为宜。叩刺部位须准确，叩刺距离在 0.3~1.0cm 之间。见图 1-7。

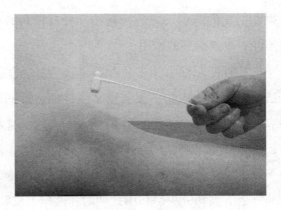

图 1-7　梅花针

二、适应证

糖尿病周围神经病变、糖尿病植物神经功能紊乱等所致的皮肤感觉异常。

三、禁忌证

局部皮肤有感染、溃疡、烧伤等。

四、操作方法

先取仰卧位，叩刺部位及针具用 75% 酒精常规消毒后，以梅花针针头对准皮肤，根据患者的病变部位，随着经脉循行的方向在四肢以轻刺强度叩击。操作时针尖与皮肤必须垂直，运用腕部的弹力，使针尖叩击到皮肤后，利用反作用力迅速弹起，急刺速离；落针准确，强度、速度均匀，叩刺连续有节律，发出短促清脆的"嗒嗒"声；刺激频率一般为 70~90 次 / 分，每条经脉连续叩击 4 次，以局部皮肤出现潮红及酸麻胀感为宜。之后患者取俯卧位，循着足太阳经背俞穴的行走路径，从督俞穴开始轻轻叩至关元俞穴，反复叩击 3~5 次，每天 1 次，两周为 1 疗程。常用经脉：手足阳明经、手足少阳经、手足太阳经四肢经脉。

五、注意事项

1. 治疗前检查针具，凡针面不平整、针尖有毛钩、锈钝的针具不可使用。

2. 叩刺时针尖起落要与皮肤呈垂直方向，即将针垂直地刺下，垂直地提起，防止针尖斜着刺入，或者向后拖拉起针，这样会增加患者疼痛。初次治疗患者宜予轻叩刺。

3. 如持针不牢，提针慢或针尖带钩，容易产生拖刺，容易划破皮肤，形成"一"字形的伤痕，产生刺痛，使患者畏针。

4. 叩刺速度要均匀，要防止快慢不一，用力不匀地乱刺。

5. 针刺后如皮肤有过敏样丘疹，应向患者解

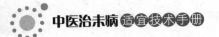

释清楚，消退后可继续治疗。

6. 重刺有出血者，先用干棉球将渗血擦净，随后再用乙醇棉球擦一遍，以防止感染。

第七节　特殊针刺手法

一、概述

针刺手法由来已久，早在《黄帝内经》中就有阐述，发展至今，针刺手法有百余种之多，其中有基本手法、辅助手法、补泻手法，亦有分为进针手法、行针手法、复式手法等。本节主要论述透刺法、烧山火、透天凉、阳中隐阴、阴中隐阳、青龙摆尾、白虎摇头、苍龟探穴、赤凤迎源等，以及在糖尿病并发症，如糖尿病性周围神经病变、糖尿病性胃轻瘫、糖尿病性神经源性膀胱中的应用。

二、手法简介

（一）透刺法

1. **分类**　透刺法又称透穴法、透针法。是指将毫针刺入穴位后按一定方向透达另一穴（几穴）或部位的一种刺法。最早记载见于《灵枢》，种类繁多，常用的有直针透刺法、横针透刺法、斜针透刺法、多穴透刺法。

（1）直针透刺法：从肢体的一侧直刺，透向对侧某穴。如外关透内关、阳陵泉透阴陵泉等，适用于病涉表里、病邪较深者。

（2）横针透刺法：以平刺法进针，针体横卧小于150角，缓缓透针至对穴。如太阳透率谷、上星透神庭等。适用于病位浅表，或肌肤较薄的部位。

（3）斜针透刺法：先在1穴直刺2~3分，再斜向透刺至另1穴。适用于同一经脉的病症。如曲池透手三里、阳陵泉透足三里。

（4）多穴透刺法：即刺入1穴后，先向一个方向透刺，再退回至皮下，又向另一方向透刺。多适用于面积大而又较表浅的病证。如从地仓透向四白，再退回原处，透向颊车等。

2. 应用

（1）糖尿病神经源性膀胱

选穴：前顶透前神聪、左右神聪透百会，后神聪透后顶，配合膀胱俞、肾俞、三焦俞、中极、气海、关元、会阳。

用法：每次留针 30 分钟。每日 1 次，10 次为 1 疗程。

（2）糖尿病性周围神经病变

选穴：下肢：悬钟透三阴交、解溪透中封、阳陵泉透阴陵泉、内庭透冲阳、足三里透承山；上肢：曲池透少海、外关透内关、合谷透劳宫、阳池透养老。

用法：每次留针 30 分钟。10 次为 1 疗程。

（二）飞经走气针法

1. 分类　飞经走气针法，指催行经气的一类针刺手法。出自明·徐凤《针灸大全·梓岐风谷飞经撮要金针赋》："过关过节，催运气血，以飞经走气。"主要用于经络气血壅滞，或针刺而不得气时。有青龙摆尾、白虎摇头、苍龟探穴、赤凤迎源 4 种手法。

（1）**青龙摆尾**：为"飞经走气"中的第一法，又名苍龙摆尾。其法"如扶船舵，不进不退，一左一右，慢慢拨动"，即进针得气后，既不进也不退，既不提也不插，然后向左右慢慢摆动针柄，如摇船橹，以达到催发经气的作用。

（2）白虎摇头：为"飞经走气"中的第二法。其法"似手摇铃，退方进圆，兼之左右，摇而振之"，即直刺进针，退方进圆，提插捻转，左右摇动。

（3）苍龟探穴：为"飞经走气"中的第三法。其法"如入土之象，一退三进，钻剔四方"，即进针得气后，向上下左右四方斜刺，每方均由浅入深，按浅、中、深三层做三进一退的"钻剔"动作，犹如龟入土，有通行经脉的作用。

（4）赤凤迎源：为"飞经走气"中的第四法。其法"展翅之仪，入针至地，提针至天，候针自摇，复进其原，上下左右，四围飞旋"，即针刺入地部，得气后提至天部，得气自摇后，再插入地部，上下左右，四围飞旋，一捻一放，如凤凰冲风摆翅之状。

2. 应用

（1）糖尿病胃轻瘫：取中脘、双侧足三里、内关、三阴交，以苍龟探穴针法行针，留针30分钟，并配合神阙穴艾灸，可明显改善糖尿病胃轻瘫上腹胀满、嗳气、恶心呕吐、上腹痛等症状。

（2）糖尿病性周围神经病变：取血海、足三里、阴陵泉、三阴交、承山、大都、公孙、商丘。以"左捻九为龙补，右捻六为虎泻"为原则（龙指前文青龙摆尾手法，虎指白虎摇头手法）。邪实为主者，以白虎摇头泻其邪；正虚为主者，以青龙摆尾补其虚。

（三）阳中隐阴、阴中隐阳法

1.分类 阳中隐阴和阴中隐阳主要有徐疾法和提插法，亦可用捻转法组合而成的复式补泻手法，适用于虚实夹杂之证。最早源自《针灸大全·梓岐风谷飞经撮要金针赋》，后于杨继洲《针灸大成》阐述明晰。

阳中隐阴法，为先补后泻法。《针灸大成·策·针有深浅策》曰："而先寒后热者，须施以阳中隐阴之法焉。于用针之时，先入五分，使行九阳之数，如觉稍热，更进针令入一寸，方行六阴之数，以得气为应。"即先在浅层（五分）行补法——紧按慢提行9次，再进入深层（1寸）行泻法——紧提慢按行6次。

阴中隐阳此法，为先泻后补法。《针灸大成·策·针有深浅策》曰："其先热后寒者，用以阴中隐阳之法焉。于用针之时，先入一寸，使行六阴之数，如觉微凉，即退针，渐出五分，却行九阳之数，亦以得气为应。"操作时与阳中隐阴正好相反，进针后先在深层（一寸）行泻法——紧提慢按6次（六数），再退到浅层（五分）行补法——紧按慢提9次（九数）。

2. **应用** 在临床中可根据患者病证、病位之所在，选择合适穴位，再根据寒热虚实之轻重，选取阳中隐阴或阴中隐阳之法。

（四）烧山火、透天凉针法

1. **分类** 烧山火、透天凉针法，最早的记载始于《黄帝内经》。《针灸大全·梓岐风谷飞经撮要金针赋》中做了较为详细的阐述："一曰烧山火，治顽麻冷痹。先浅后深，用九阳而三进三退，慢提紧按，热至紧闭，插针除寒之有准。二曰透天凉，治肌热骨蒸。先深后浅，用六阴而三出三入，紧提慢按，徐徐举针，退热之可凭。"

具体操作时，将针刺深度按照由浅入深，分

为天（浅层）、人（中层）、地（深层）三部。分为天、人、地三部。烧山火，是由浅入深，三进一退，按照天、人、地的顺序，在每一层慢提紧按九次，然后进针至下一层，进针至地部后一次疾提至天部，往复操作三次，出针时应快速按闭针孔，此法具有补虚、温热之功效。透天凉，则是由深出浅，退三进一，进针时直入地部，慢按紧提法提插6次，然后逐步退至天部，最后一次性深入地部，往复操作3次，出针时应摇大针孔，此法具有祛邪、泄热之功效。

2. 应用 烧山火手法临床用于关节疼痛麻木等虚寒性疾病，透天凉手法多用于急性痈肿、热痹等实热性疾病。具体取穴根据疾病部位采取局部或循经取穴。

以上特殊针刺手法，只是中医针法在历史沿革中较为常见的几种，且其在传承中不同医家手法概不相同，此篇仅供读者参考，万不可一叶障目，以偏概全。

第八节 火 针

一、概述

火针是指应用特质金属针具在火上烧红后，采用一定手法，快速刺入人体的腧穴、部位或患处，以达到治疗疾病的方法。

火针历史悠久，最早见于《灵枢·寿夭刚柔》，其云："刺布衣者，以火焠之。"《灵枢·官针》云："焠刺者，刺燔针则取痹也。"火针又称之为"焠刺""燔针"，以治疗痹症、寒证等。张仲景《伤寒论》中有"烧针令其汗""火逆下之，因烧针烦躁者""表里俱虚，阴阳气并竭，无阳则阴独，复加烧针"等记载，强调了火针用于伤寒诸证。直到唐代孙思邈《千金要方》才正式定名为"火针"，其中主要介绍火针用于外科疮疡。明代杨继洲的《针灸大成》记述最详："频以麻油蘸其针，针上烧令通红，用方有功。若不红，不能去病，反损于人。"总结了明代以前的火针治疗经验。明代高武《针灸聚英》云："人身诸处皆可行针，面上忌之。凡季夏，大经血盛皆下流两脚，切忌妄行火针于两脚内及足……火针者，宜破痈毒发背，溃脓在内，外皮无头者，但按肿软不坚者以溃脓。"详述了火针的适应证及注意事项。近代火针使用一般有两种情况：长针深刺，治疗瘰疬、象皮腿、痈疽排脓；短针浅刺，治疗风湿痛、肌肤冷麻。

二、适应证

1.**鼓动阳气、调理脏腑**　火针具有增强人体阳气，调节脏腑的功效。如用火针点刺足三里、内关、脾俞、中脘等穴，可使脾胃经脉气血畅行、温运中焦、振奋阳气、祛除寒邪，使脾胃运化之功得以恢复，消化、吸收、升降功能趋于正常，使胃脘痛、胃下垂得以治愈。治慢性肠炎等，火针快速点刺中脘、天枢、长强等穴，可补益阳气、收摄止泻。心阳虚所致胸痛、心悸，火针刺激心俞、内关，以及心前区等部位，可壮心阳、益心气，使胸痛、心悸症状缓解。中气不足而致的阴挺、腰痛、阳痿、遗精症状，用火针点刺肾俞、命门、气海、关元等穴，可益肾壮阳、舒畅肾经气血，增加气化、滋生元阴元阳，从而达到治疗的目的。

2.**疏通经络、散结消肿**　临床上过敏性哮喘、慢性支气管炎、肺气肿等顽固性肺病，可刺激大杼、风门、肺俞、定喘等穴，温化寒邪、宣通肺气，使邪气外出，则肺气得以宣发、肃降，而喘息止。癥瘕即肿物或包块在体内或体表的积留，临床多指腱鞘囊肿、脂肪瘤、纤维瘤、子宫肌瘤、卵巢囊肿等病证。如病灶在体内者，针刺宜深，使癥瘕消于体内；如在体表者，针刺则宜浅，使病邪排于体外。瘰疬多发生于颈侧的皮里膜外之处，大者属瘰，小者如疬，治疗时一般用中粗火针，用点刺法。

3. 温通经络、祛风除痹 麻木属感觉异常的一种病变，火针能温通助阳、引阳达络，使气至血通，麻木自除。操作时采用散刺法，选择细火针。风邪入侵或气血生风所致的痒症，可用粗火针点刺病变局部，或用细火针，针刺曲池、血海、风市等穴以达到疏通经络、祛风活血的功效。痉挛包括颜面、四肢两种肌肉不自主抽动，治疗多选用细火针，点刺局部，促进气血运行，增加局部的血液供给，祛除风邪，营养筋脉。

4. 引热外达、解毒排脓 火针虽属温法，但可治疗一些热证。热毒内蕴，拒寒凉之药不受，清热泻火之法不得其用，而火针疗法有引气和发散之功，使火热毒邪外散，达到解毒的作用。临床可治疗乳痈、颈痛、背痛、缠腰火丹及疟腮等证。脓肿已成而未破溃的，可用火针点刺，一针或多针，使脓排出，脓肿消除，多选用中粗火针，用围刺法，如疮口大、有腐肉可在中心点刺。

5. 充盛肌肉、通利筋脉　火针能助阳化气、调理脾胃、化生气血，得以润养筋脉，充盛肌肉，促其丰满。点刺法火针治疗痿证多选用中脘、气海、天枢及阳明经的下肢穴，同时再加上督脉的阿是穴。

三、操作方法

1. 确定腧穴及部位　直接针刺病灶局部、压痛点，或根据辨证选择经穴，在消毒针刺之前，通常用拇指指甲掐个"十"字，标记操作部位，以保证针刺的准确性。

2. 消毒　定位后，先用 2.5% 碘酒棉球，以穴位为中心向四周画同心圆消毒，然后用 75% 的酒精棉球以同样的方法画同心圆脱碘，待酒精干后即可施术。

3. **烧针**　烧针是火针的重要步骤，消毒后点燃酒精灯，左手将灯移近针刺的穴位或部位，右手以握笔式持针，将针尖针体伸入外焰，根据针刺深度，决定针体烧红的长度。

4. **进针**　火针深度根据病人的病情、体质、年龄，以及针刺部位的肌肉厚薄、血管深浅而定。一般四肢和腰腹稍深，胸背宜浅。将针烧至通红时，迅速准确将针刺入，并迅捷地将针拔出，全过程仅为十分之一秒，操作要求术者全神贯注，动作熟练敏捷。

5. **留针**　火针疗法以快针为主，大部分不留针。当火针用于祛瘤、化痰、散结时，则需要留针。留针的时间多在 1~5 分钟，如针刺淋巴结核，需留针 1~2 分钟；取远端穴位，火针治疗疼痛性疾病时，可留针 5 分钟。

6. **出针**　起针时医生要手拿消毒干棉球，当火针进到一定深度时，应迅速出针，不扩大针孔，以减少患者痛苦，避免小斑痕形成。

7. **出针后处理**　火针后一般不需要特殊的处

理，只需要用干棉球按压针孔即可。一则可以减轻疼痛，二则可以保护针孔。

四、注意事项

1. 施用火针时要注意安全，防止烧伤或火灾等意外事故的发生。

2. 精神过于紧张的患者，饥饿、劳累，以及大醉之人不宜火针。

3. 体质虚弱的患者，应采取卧位。

4. 人体有些部位，如大血管、内脏，以及主要器官处，禁用火针。

5. 面部慎用火针。古人认为面部禁用火针。因火针后，局部有可能遗留小疤痕。当代临床可选用细火针浅刺治疗疾病，且不会出现疤痕。

6. 火针针刺后，须向病人交代火针后当天针孔可能发红，或针孔有小红点高出皮肤，甚或有些患者出现发痒，为正常反应，可自行消失，嘱患者不必担心，不需要任何治疗处理；当针孔瘙痒时，务必不要搔抓，否则范围扩大，影响下一次火针治疗；火针治疗后当天最好不要洗澡，保护针孔，避免污水侵入针孔感染化脓。

7.火针治疗后应注意清洁。

8.火针治疗期间忌食生冷。

第九节 针刺运动疗法

一、概述

针刺运动疗法，简称"针运疗法"，即针刺的同时运动患部。有广义和狭义之分。狭义的针刺运动疗法是指在针刺前、针刺的同时，或在起针后运动患部；广义的针刺运动疗法，还包括在整个针刺治疗期间，患者坚持每天进行运动，或活动患部，或进行导引运动。

针刺运动疗法，包括针刺和运动两个治疗因素。起初，运动的目的是为了检测针刺的效果，慢慢发现运动有助于增强疗效。其机理初步认为是通过患者主动或被动运动，作用于针刺部位，促进机体达到阴阳整体平衡，进而达到消肿止痛、恢复运动功能的效果。

针刺运动疗法治疗的疾病多为因外感邪气等导致经络不通、气血瘀滞而引起的痛证。

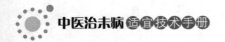

二、选穴原则

1.上下相应取穴 源自《内经》"上病下取、下病上取"的理论。以躯体上部和下部相对应、上肢和下肢相对应、手与足对应等。具体来说，肩关节疾病从髋关节取穴，肘关节疾病从膝关节取穴，腕关节疾病从踝关节取穴，腰骶部疾病从头部取穴，反之亦然。

2.左右相应取穴 在患者的对侧相应部位取穴。多用于四肢关节病变，如左腕关节疼痛，可取右腕关节穴位。

3.前后对应取穴 即病在胸取之背，病在背取之胸。

4.上下左右交叉对应取穴 为左右对应与上下对应取穴的集合。如右侧上肢的疼痛，可取左侧下肢的穴位进行针刺治疗。

三、针刺运动疗法

根据取穴原则，选穴进针后，运针务使"得气"，在"得气"的同时使患者主动或被动的运动患部。主动运动宜缓慢，运动幅度宜逐渐加大。被动运动则用力不宜过猛，要轻缓而柔。也有医者在施治时，不强调"得气"之感，以浅刺针法为主，因其痛感较轻，患者更易接受，临床应用较广泛。

一般留针 10~30 分钟，留针过程需配合局部运动。病情轻、病程短者，1~2 次即可治愈；病情重、病程久者，7~10 次方可见效。

四、应用

（一）腰痛

1. 取穴 头部腰痛点（前发际线中点与印堂连线的中上 2/3 与下 1/3 处），后溪（小指尺侧，第 5 掌骨小头后方，当小指展肌起点外缘），手部腰痛点（手背第二、三掌骨及第四、五掌骨之间，当腕横纹与掌指关节中点处，共两穴）。

2. 操作 从头部腰痛点向下平刺 0.5~1 寸，让患者活动腰部，缓慢侧弯、旋转腰部。如未完全缓解，依次针刺后溪、手部腰痛点，同时让患者继续活动腰部。根据患者疼痛轻重、体力情况，留针 5~15 分钟。

（二）痛性糖尿病性周围神经病变

1. 取穴

（1）足部疼痛：养老、神门、足跟痛点（大陵穴下 0.8 寸）。

（2）踝部疼痛：取穴以外关为主穴。外踝部损伤配阳溪透太渊，内踝部损伤配神门透阳谷。

（3）膝部疼痛：以上肢肘关节附近穴位为主，如小海、曲池、少海、尺泽、膝痛穴（屈肘成直角，肘横纹内、外侧端，一肘两穴）。选穴时按膝痛的部位对应肘部的穴位选取。

2. 操作 针刺后，留针 20~30 分钟，同时让患者不间断活动疼痛部位或关节，运动以局部温热、出汗为度。

五、治疗反应

1. 运动针感 肢体运动能使远端针刺部位产生针感，即运动针感。随着患部运动，针感增强，患部疼痛减轻，表明针刺手法成功。通常来说，患部运动越强，针感越强，疼痛减轻越明显。

2. 针运热感 针刺时配合患部运动，患部可出现温热感，甚至微微汗出，与此同时患部疼痛减弱或消失，亦是手法有效的标志。

3. 疼痛逃移现象 针刺运动治疗时，如果患部疼痛明显减轻，但残余一些体位性疼痛（如外翻痛、背伸痛等），则保持此疼痛体位，并行捻转提插手法，疼痛即可解除。然后再继续运动，找到残余疼痛的新体位，继行上述方法，直到疼痛消失，此为疼痛逃移现象，这是针刺运动疗法重要的观察指标，必须在整个治疗过程中，抓住转移体位性疼痛，因势利导进行治疗。

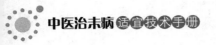

第二章　灸　类

第一节　艾条灸

一、概述

艾条灸，又称艾卷灸，是将艾条点燃后置于腧穴或病变部位上进行熏灼的方法，见图 2-1。也可在艾绒中加入辛温芳香药物制成药物艾条，称药条灸。其中，将艾条悬放在距离穴位一定高度上进行熏烤，不使艾条点燃端直接接触皮肤，称为悬起灸，根据实际操作方法不同，分为温和灸、雀啄灸和回旋灸。

1.温和灸　施灸时将艾条的一端点燃，对准应灸的腧穴部位或患处，距皮肤 2~3cm 进行熏烤，使患者局部有温热感而无灼痛为宜，一般每处灸 5~10 分钟，至皮肤出现红晕为度。这种灸法的特点是，温度较恒定和持续，对局部气血阻滞有散开的作用，主要用于病痛局部灸疗。

2.雀啄灸　施灸时，艾条点燃的一端与施灸部位的皮肤不固定在一定距离，像鸟雀啄食一样，一上一下或一左一右移动施灸。这种灸法的特点是，温度突凉突温，对唤起腧穴和经络的功能有较强的作用，因此适用于灸治远端的病痛和内脏疾病。

3. 回旋灸 施灸时艾条点燃的一端与施灸部位的皮肤保持一定距离，但不固定，而是向左右方向移动或反复旋转施灸。这种灸法的特点是，温度呈渐凉渐温互相转化，除对局部病痛的气血阻滞有消散作用外，还能对经络气血的运行起到促进作用，故对灸点远端的病痛有一定的治疗作用。

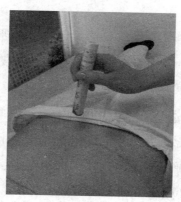

图 2-1 艾条灸

二、操作步骤

1. 备齐用物，根据患者的实际情况做好解释工作。

2.取合理舒适体位，暴露施灸部位，冬季注意保暖，必要时屏风遮挡。

3.根据医嘱实施各种灸法，一般可灸20~30分钟。

4.施灸过程中，随时询问患者有无灼痛感及其他不适，及时调整距离及弹去艾灰，防止烫伤或者烧伤。对于小儿和皮肤感觉迟钝的患者，操作时可用手指轻触施灸部位皮肤，以测知局部皮肤受热程度，防止局部烫伤。

5.施灸完毕，将熄灭后的艾条，装入盛水的小口瓶内，以防复燃，引起火灾。同时清洁患者局部皮肤。

6.操作结束后协助患者起身、整理衣服，整理床单，清理用物，洗手，观察患者皮肤，填写治疗记录并签名。

三、适应证

艾条悬起灸适用于多种慢性病，如消化不良、贫血、低血压眩晕、失眠、肌肉劳损、关节痛和痛经、胎位不正等。

四、禁忌证

凡属实热证、阴虚阳亢、邪热内积，如咳嗽

吐血、高血压、发热等均不宜施灸；头、颜面部及血管表浅部位、孕妇的腹部和腰骶部、有破溃或溃疡的皮肤局部均不宜施灸；体质虚弱、空腹、极度疲劳，以及对灸法恐惧者，应慎施灸。施灸过程中刺激量不可过强，以防发生"晕灸"。

五、注意事项

（一）施灸者注意事项

1. 应认真观察患者病情变化，以及有无因体位不适或艾火熏烤温度过高而引起痛苦。

2. 施灸时取穴要准，灸穴不宜过多，热力应充足，火力要均匀。

3. 施灸的诊室，空气应保持清新。如果艾灰过浓，可以开窗，但应避免风直接吹患者。

4. 施灸过程中，严防艾火、艾灰烫伤患者皮肤，或烧到衣物。施灸完毕，必须将艾火彻底熄灭。

5. 古人对施灸的先后顺序有明确的要求。《备急千金要方·针灸上》记载："凡灸当先阳后阴……先上后下，先少后多。"《明堂灸经》也指出："先灸上，后灸下；先灸少，后灸多。"临床上一般是先灸上部，后灸下部，先灸阳部，后灸阴部，壮数是先少而后多，艾炷是先小而后大。但在特殊情况下，可酌情而施。如脱肛时，即可先灸长强穴以收肛，后灸百会穴以举陷。

（二）患者注意事项

施灸过程中勿随意更换体位，以防烫伤。灸后休息片刻方可离开。灸后注意保暖，避免受风，半小时内勿洗浴。施灸后要注意调养，宜保持情绪乐观，心情愉快，静心调养，戒色欲，勿劳累，饮食宜清淡而富有营养，以助疗效。

第二节　温灸器灸法

一、概述

温灸器灸法是将艾绒或艾条放在温灸器内点燃后施灸的方法，属艾熏灸法之一。

温灸器亦称灸疗器，是一种特制的灸制器械，多为金属、木料或硬塑料制品，分为平面式、圆锥式两种。①平面式适用于病变范围较大的部位（如腰背痛、腹部疾病等）。使用时将艾绒或艾条剪成 5~6cm 的小段，点燃后置于容器内，再将容器放置在应灸部位，灸至局部皮肤出现红晕为度。②圆锥式适用于面积较小的部位，使用时将艾条点燃后插在温灸器上端的圆孔内，再将温灸器置于施灸穴位，灸至局部皮肤出现红晕为度。

二、操作步骤

1.备齐用物，根据患者的实际情况做好准备工作。

2.评估患者病情、临床表现、体质辨证情况、饥饱状况、对热和疼痛的敏感和耐受程度，了解患者的过敏史、有无哮喘病史、有无感觉迟钝或障碍、心理状态及配合程度等。

3.查看施灸部位的皮肤，对接受此项操作的患者进行效果评价。

4.解释操作的目的、主要步骤、配合要点、相关事项，如艾绒点燃可出现较淡的中药气味，说明此项操作的作用、可产生的副作用，取得患者和家属的知情同意。

5.取合理舒适的体位，暴露施灸部位，冬季注意保暖，必要时屏风遮挡。

6. 确定所需艾段和艾灸量，将艾段的一端点燃置于温灸器中，将温灸器置于熏灸的穴位上，密切观察灸处肤色变化和患者神情反应，以了解灸处感觉和病情变化，及时调整灸量，防止烫伤，一般每处灸 5~10 分钟，以皮肤微微红晕为宜。

7. 施灸完毕，熄灭的艾段装入小口瓶内，以防复燃，同时清洁患者局部皮肤。

8. 操作结束后协助患者起身、整理衣服，整理床单，清理用物。洗手，观察患者皮肤，填写治疗记录并签名。

三、适应证

温灸器灸法适用于各种痛证，以及慢性胃肠病、妇科疾病、肥胖、贫血、低血压、眩晕、肌肉劳损、胎位不正等。

四、禁忌证

凡属实热证、阴虚阳亢、邪热内积，如咳嗽、吐血、高血压发热等均不宜施灸；头、颜面部及血管表浅部位，孕妇的腹部及腰骶部、有破溃或溃疡的皮肤局部均不宜施灸；体质虚弱、空腹、极度疲劳，以及对灸法恐惧者，应慎施灸。施灸过程中刺激量不宜过强，防止烫伤。

五、注意事项

1. 施灸时严密观察患者的神情反应，如有不适立即停止。

2. 施灸时取穴要准，热力应充足，火力要均匀。

3. 对于小儿或感觉迟钝的患者，操作时可用手指轻触施灸部皮肤，以测知局部受热程度，防止烫伤。

4. 施灸时，患者体位必须平正、舒适，不能摆动，防止燃烧的艾炷火及燃尽的热灰滚落，烫伤皮肤，或者烧坏衣物。

5. 施灸环境，应远离氧源，施灸诊室的空气应保持新鲜，可适当开窗通风，但应注意患者保暖，避免受风。

6. 嘱患者注意休息，慎防风寒，保持心情愉快，七情勿过极，饮食均衡。治疗期间禁食生冷、辛辣食物，忌烟酒。

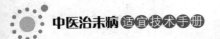

第三节 隔物灸

一、概述

隔物灸是在艾炷与皮肤之间衬垫某些药物而施灸的一种方法。

隔物灸属艾炷灸法中的间接灸法，是将纯净的艾绒用手指搓捏成圆锥状，小者如麦粒大，中者如半截枣核大，大者高约1cm。炷底直径约0.8cm，间接置于穴位上施灸。此法利用温热及药物的作用，通过经络传导，以温经通络、调和气血、消肿散结、祛湿散寒、回阳救逆，从而达到防病保健、治病强身的目的。

二、适应证

适用于各种虚寒性病证，如胃脘痛、腹痛、泄泻、风寒痹证、阳痿、早泄、疮疡久溃不愈等证。

三、禁忌证

1.禁灸部位 部分在头面部或重要脏器、大血管附近的穴位，应尽量避免施灸或选择适宜的灸法，特别不宜用艾炷直接灸。另外，孕妇少腹部禁灸。

2.禁忌病证 凡高热、大量吐血、中风闭证，以及肝阳上亢头痛证，一般不适宜用灸法。

3.**禁忌体质** 对于过饱、过劳、过饥、醉酒、大渴、大惊、大恐、大怒者，慎用灸法。

四、操作步骤

1.**隔姜灸** 将鲜生姜切成直径2~3cm、厚0.2~0.3cm的薄片，中间用针刺数孔，见图2-2。然后将姜片置于应灸腧穴部位或患处，再将艾炷放姜片上面点燃施灸，见图2-3。待局部有烧灼感时，可将姜片略微提起，待烧灼感减轻后继续施灸或更换艾炷再灸，见图2-4。灸完规定的壮数，以皮肤潮红而不起泡为度。常用于因寒而致的呕吐、腹痛、腹泻，以及风寒痹痛等。

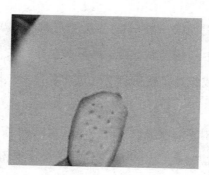

图2-2 备用姜片

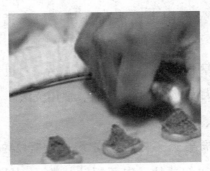

图 2-3 点燃艾炷

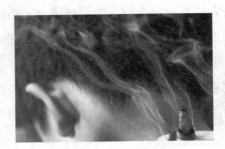

图 2-4 隔姜灸

2. 隔蒜灸 将鲜大蒜头切成厚 0.2~0.3cm 的薄片，中间用针刺数孔 (捣蒜如泥亦可)，置于应灸腧穴或患处，然后将艾炷放在蒜片上点燃施灸。待艾炷燃尽，换炷再灸，直至灸完规定的壮数。此法多用于治疗瘰疬、肺痨及初起的肿疡等病证。

3. 隔盐灸 用纯净的食盐填敷于脐部，或于盐上再置一薄姜片，上置大艾炷施灸，可防止食盐受火爆起而伤人。一般灸 3~7 壮。此法有回阳、救逆、固脱之功，但需连续施灸，不拘壮数，以待脉起、肤温、证候改善。临床上常用于治疗急性寒性腹痛、吐泻、痢疾、淋病、中风脱证等。

4. 隔附子饼灸　将附子研成粉末，以黄酒调和，做成直径约 3cm、厚约 0.8cm 的附子饼，中间留一小孔或用针刺数孔，将艾炷置于附子饼上，放在应灸腧穴或患处，点燃施灸。由于附子辛温大热，有温肾补阳的作用，故多用于治疗命门火衰而致的阳痿、早泄、遗精或疮疡久溃不敛等病证。

五、注意事项

1. 凡实证、热证、阴虚发热，以及面部大血管附近，孕妇胸腹部和腰骶部，均不宜施灸。

2. 艾炷燃烧时，应认真观察，防止艾灰脱落，灼伤患者皮肤或烧坏衣物等。

3. 由于姜、蒜对皮肤有刺激性，容易使皮肤起泡，施灸时必须注意观察皮肤情况，并询问患者感觉，可在患者有灼热感时用镊子将姜片或蒜片提起，稍停片刻后再放下，或更换姜片、蒜片

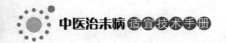

后再施灸。

4.艾绒团必须捻紧，防止艾灰脱落烫伤皮肤或烧坏衣物。

5.施灸后局部皮肤出现微红灼热，属于正常现象。如灸后出现小水泡，无需处理，可自行吸收。如水泡较大，可用无菌注射器抽去泡内液体，覆盖消毒纱布，保持干燥，防止感染。

6.熄灭后的艾炷，应置于装水的小口瓶内，以防复燃，发生火灾。施灸完毕，清洁患者局部皮肤，室内酌情通风。

7.嘱患者施灸后休息片刻再活动，注意保暖，避免受风，半小时内勿洗浴。

8.施灸后要注意调养，保持心情愉快，勿劳累，饮食宜清淡而富有营养，以助疗效。

第四节　雷火灸

一、概述

雷火灸，又叫雷火神灸，是用中药粉末加上艾绒制成艾条，施灸于穴位上的一种灸法。雷火灸药条由沉香、木香、乳香、茵陈、羌活、干姜各 9g，麝香少许等药物，共研细末，再取纯净艾绒 28g 加入药粉 8g 研制而成。灸疗利用药物燃烧时的热量刺激相关穴位，其热效应激发经气，使局部皮肤肌理开放，药物透达相应穴位内，产生温经通络、流畅气血、祛寒除湿的效力。

雷火灸有活血化瘀、通关利窍、舒经活络、消肿镇痛、扶正祛邪、改善微循环等作用，可促进组织修复，以达到防病保健、治病强身的目的。

二、适应证与禁忌证

1. **适应证** 各种痛证、鼻炎、眼疾、耳鸣、耳聋、慢性胃肠病、减肥、妇科疾病等。

2. **禁忌证** 青光眼、眼底出血、孕妇、呼吸衰竭、哮喘，以及高血压危象、高血压脑病等期间等病证禁灸。

三、操作前准备

1. **用物准备** 雷火灸药条 2 根，灸具 2 个，大头针 1 盒，治疗碗盛少量水，酒精灯，打火机，刮灰板，止血钳。

2. **环境准备** 环境应光线充足、清洁、干燥、安静、无吸氧装置及易燃物品。

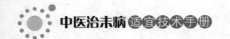

3. **操作者准备** 操作者应仪表整洁，洗手，戴口罩。

四、操作步骤

1. 根据患者的实际情况做好解释工作。

2. 协助患者取舒适的体位，暴露施灸的部位，必要时用屏风遮挡。

3. 确定腧穴部位及施灸方法。先拧开灸具顶部，揭开灸具底部，拿起药条，从底部向前退至露出药条约 5cm 处，取大头针在两边插入固定药条。撕开药条前端包装纸，点燃药条顶端，将药条对准施灸部位，距离皮肤 2~3cm 施灸。注意随时用刮灰板刮掉药灰，保持药条温度。见图 2-5。

4. 操作中随时观察病情，询问患者感觉，灸至局部皮肤发红、深部组织发热为度。火燃至盒口，取出大头针，拉开底盖用拇指推出药条，再用大头针固定继续使用。

5. 灸毕，取出大头针，将燃烧的药条端取下，放入盛有水的小口瓶中。

6. 操作结束后，协助患者整理衣着，并做好健康指导。

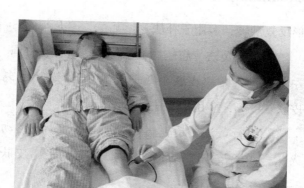

图 2-5 雷火灸

五、常用手法

1. 雀啄法 雷火灸火对准应灸处，采用鸡啄米、雀啄食似的上下移动的方法。多用于泻邪气时，在患部和腧穴上使用。

2. 小回旋法 雷火灸火头对准应灸的部位和穴位，做固定的小回旋转。该法采用顺时针方向旋转，多用于泻法；若采用逆时针方向旋转，多用于补法。

3. 螺旋形灸法 雷火灸火头对准应灸部位中点，旋转范围逐渐由小而大，可旋至碗口大，反复使用由小而大的操作方法，按顺时针螺旋方法旋转，多用于泻法；若采用逆时针方向进行螺旋形反复旋转，多用于补法。

4. 横行灸法 超越病灶部位，灸时移动方向，左右摆动，距离皮肤 1~2cm，多用于泻法；距离皮肤 3~5cm，多用于补法。

5. 纵行灸法 超越病灶部位，灸时上下移动火头，距离皮肤 1~2cm，多用于泻法；距离皮肤 3~5cm，多用于补法。

6. 斜向灸法 超越病灶部位，灸条火头斜行移动，距离皮肤 1~2cm，多用于泻法；距离皮肤 3~5cm，多用于补法。在治疗鼻炎等疾病时常采用此法，如：印堂穴移到迎香穴，必须采用斜向灸法。

7. 拉辣式灸法 操作者用左手三指平压躯干软组织，向中心线外侧移动，雷火灸距离皮肤 2cm，保持红火，随着操作者的手在患者皮肤上熏烤。每个方位每次拉动距离不少于 10cm，拉动次数以 3~5 遍为佳。

8. 摆阵法 用温针斗（一孔式、两孔式等），根据病情可摆横阵、竖阵、斜阵、平行阵、丁字阵等。

六、注意事项

1. 施灸者注意事项

（1）施灸时，火头应与皮肤保持用灸的距离，切忌火头接触皮肤。

（2）对体质虚弱，精神衰弱的患者，治疗时火力宜小。随时注意患者的表情及感觉，以施灸部位表面皮肤有温热感、无灼痛感为度，注意对患者其他暴露部位保暖。

（3）灸毕，注意使药条彻底熄灭。

2. 患者注意事项

（1）精神紧张、疲劳、饥饿的患者应暂缓**施灸**。

（2）治疗后勿即刻洗浴。

第五节　温针灸

一、概述

温针灸，始见于《伤寒论》，兴盛于明代，明代杨继洲的《针灸大成》："其法，针穴上，以香白芷作圆饼，套针上，以艾灸之，多以取效。"现代称之为温针、针柄灸或烧针柄等，顾名思义，即是将艾条段或艾炷固定在毫针针柄上施灸，是一种将灸与针相结合的灸法。

二、操作方法

1.传统的温针灸，根据针的长短不同，针柄末端放置大小不等的艾炷，后人改用艾条段代替艾炷。

操作时，先将毫针刺入腧穴，行针得气后，在针尾柄上裹以枣核大小的艾绒团，并将其点燃，或将艾条剪成长约 2cm 的段，插入针尾，点火加温。无论艾团，还是艾条段，均应距皮肤 2~3cm，再从其下端点燃施灸。一般可燃艾炷 1~3 壮，以针下有温热感为度，留针 15~20 分钟，然后缓慢起针。见图 2-6。

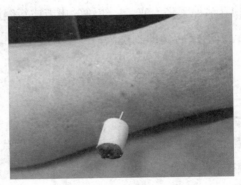

图 2-6　温针灸

2.临床上有医者制作温灸器代替传统温针灸，使用温灸器操作的温针灸疗法称为温灸器温针灸疗法，是梅花针灸学派梅花二十四灸之一。温灸

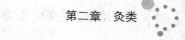

器也称灸盒，是灸法的常用器械，将灸盒与针刺结合就成了温针灸盒。

温针灸盒的结构特点：灸盒内的防灰治疗网距皮肤约5cm，治疗网上设置有固定艾条段位置的网格；盒壁设置有进气孔，盒盖设置有控制出气量的滑片。

温针灸盒的使用特点，艾灸不仅对针刺穴位施灸，还可对灸盒覆盖的整个部位加热。大温针灸盒用于胸腹、腰背等范围较大的部位，小温针灸盒可用于四肢等范围较小的位置。温针灸盒较传统方法更为简单、安全。

三、适应证

古代温针灸因灸法的特点，主要用于风湿疾患或实寒、虚寒证，明·高武《针灸聚英》及杨继洲之《针灸大成》均有载述："此法行于山野贫贱之人，经络受风寒者，或有效"。发展至今有隔药饼、姜片或橘皮施灸，但以温和灸居多，治疗的疾病也不限于上述病种，而是扩大到脑血管病、糖尿病、冠状动脉粥样硬化性心脏病、高脂血症、痛风、胃脘痛、腹痛、腹泻等，但病证类

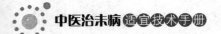

型仍以寒证居多。

四、禁忌证

实热或虚热病证（如发热和一切急性感染等）、急性血压升高等均不宜用温针疗法，且凡无法留针的病证，如抽搐、痉挛、震颤等均禁用温针灸疗法。穴区皮肤浅薄、毫针平刺亦无法使用温针灸针治疗。

五、注意事项

采用传统的温针灸时，较细、较短的毫针因不能承受艾炷或艾条的重量，艾火容易脱落烫伤皮肤、烧坏床单，因此针尾的艾绒应固定稳妥，且体积应小，以免燃烧时艾团和火星落下造成烧伤。

点燃艾绒时，应先从下端点燃，这样可使热力直接向下辐射和传导，能增强治疗效果。如有艾火落下，可直接熄灭，并嘱病人不要变动体位，以免针尾上装裹的艾绒一起落下，加重烧伤。为预防烫伤情况出现，可在温针周围的皮肤上垫上毛巾、衣物等。

穴位皮肤浅薄处，毫针平刺、斜刺无法使用温针灸针治疗。

第三章 拔罐类

第一节 普通拔罐

一、概述

拔罐俗称火罐，是以罐为工具，利用燃烧排除罐内空气，造成负压，使罐吸附于体表特定部位或穴位，利用局部热刺激、负压刺激作用，具有逐寒祛湿、疏通经络、祛瘀除滞、行气活血、消肿止痛、拔毒泻热的功效。能调整人体的阴阳平衡，解除疲劳，增强体质，从而达到扶正祛邪，治愈疾病的目的。常用拔罐的方法主要有4种：拔罐、闪罐、走罐、放血拔罐，其中拔罐是最简单、最基本的方法。

二、适应证

感冒、流行性腮腺炎、哮喘、支气管炎、百日咳、冠心病、心律不齐、中暑、肺水肿、急性胃肠炎、胃痛、小儿消化不良、高血压、中风后遗症、糖尿病、头痛、胁痛、神经痛、肌肉痛、关节痛、腰背痛、痛经、月经不调、乳腺炎、术后肠粘连、荨麻疹、带状疱疹、产后缺乳、牙痛、扁桃体炎、面瘫、肥胖、毒蛇咬伤、疮疡初期、近视等。

三、禁忌证

高热抽搐、过饥过饱、疲劳、凝血机制障碍、皮肤过敏、溃疡破溃处、静脉曲张、水肿、肿瘤、大血管处，妊娠期妇女的腹部、腰骶部及乳房部，肺结核活动期，妇女经期均不宜拔罐。

四、操作方法

1.用物准备 治疗盘、火罐、95%酒精棉球、止血钳、打火机、小口瓶、纱布。见图3-1。

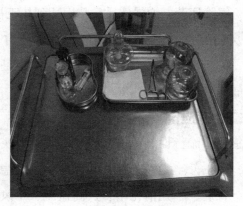

图 3-1 普通拔罐物件准备

2.体位 将准备好的用物放置床旁，根据患者病情、拔罐部位选择合适的体位（常用有仰卧位、侧卧位、俯卧位、坐位），暴露拔罐部位，注意保暖、遮挡。

3. 选择罐具 根据部位和拔罐方法选择合适的罐具，并检查罐口边缘是否光滑，有无缺损、裂痕。

4. 拔罐 确定拔罐部位，用纱布擦干操作部位皮肤、汗液，必要时清洁皮肤。操作者一手持止血钳夹住 95% 酒精棉球点燃，另一手持火罐，将棉球深入罐内中下端，绕 1~2 周后迅速抽出，立即将罐口叩在选定部位上。将酒精棉球放入小口瓶内灭火，记录时间。

5. 留罐 留罐 10~15 分钟，随时观察罐口吸附情况、皮肤颜色，以及患者的全身情况。出现疼痛、过紧时，应立即起罐。

6. 起罐 用左手轻按火罐，向左倾斜，右手食指或拇指按住罐口右侧的皮肤，让空气进入罐内，则罐自起。起罐后用纱布擦去罐边处的小水珠。

7. 观察 拔罐部位出现紫斑、瘀血是正常反应，可自行吸收。局部出现小水泡，不必处理，

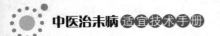

亦可自行吸收。

五、注意事项

1. 在背部进行多部位拔罐时，应按顺序先上后下起罐，以防发生头晕、恶心呕吐等不良反应。

2. 治疗疮疡时，应预先在罐口周围填以脱脂棉花或纱布，以免起罐时污染衣物、被褥等。

3. 不能在通风口拔罐。要注意保暖，起罐后4小时内禁止洗澡，不能受凉，避免被风直吹。

4. 拔罐过程中，若出现心慌、头晕目眩、恶心欲吐等晕罐现象，应立刻起罐，并协助患者平卧，头部稍低。注意保暖，喝点温开水，即可恢复。

第二节　走　罐

一、概述

走罐是依靠有润滑功能的介质，往返推移吸附于人体上的火罐，达到治疗疾病的一种方法，见图 3-2。本法集温灸、拔罐、刮痧、按摩和药物疗法功效于一体。走罐以经络学说为理论基础，"盛则泻之，虚则补之"为其补泻的基本原则。在走罐过程中以个体的机体功能状态为基础，通过

不同手法和不同介质的运用，对经络穴位或特定
部位进行各种不同方式的刺激，使机体内部得到
调节，增强其功能活动，提高机体的抵抗力，起
到扶正祛邪的效果。

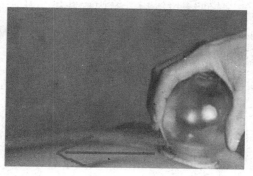

图 3-2　走罐

二、操作步骤

1. 备齐用物，根据患者的实际情况做好解释
工作。

2. 选介质。介质不仅可以起到润滑作用，还
可以起到治疗作用。走罐的介质有很多种，如石
蜡油、凡士林、红花油、刮痧油、按摩膏、自制
药液、风湿油、香油、蓖麻油等。在临床上可根
据患者的病情和体质的不同，选择不同性质的介
质，或应用不同的药物配方，使药物治疗和走罐

疗法完美融合，以提高临床疗效。

3.取合理舒适体位，暴露走罐部位。冬季注意保暖，必要时屏风遮挡。

4.实施走罐，掌握拔罐吸力。

（1）轻吸：拔罐后，罐内皮肤被负压吸收突起约3毫米左右为度，或采用"中、小号（面积）"火罐吸拔。

（2）重吸：罐内皮肤吸收突起约4毫米左右，或采用"大号（面积）"火罐吸拔。

（3）启动走罐术：术者左手按住罐旁近端皮肤，右手握住罐具，用力向远端推移，并折返重复移动数次。

（4）掌握走罐时间：每一组穴位一般按需分别走罐5~10秒钟。

（5）密切观察罐痕：按需走罐至局部皮肤出现淡红色、红色、深红、微紫。第一次走罐后，视病情和局部罐痕吸收情况，必要时，可隔12~24小时，或异位另选穴位再行走罐；慢性病证、康复病例，一般间隔3天左右施走罐术1次，3~5天为1疗程，休息两周后可继续施行走罐术。

5. 走罐过程中，随时询问患者有无不适，并查看有无起泡，及时调整力度。

6. 走罐完毕，以拇指起罐，并清洁局部皮肤，将罐子放入 500mg/L 含氯消毒剂中浸泡。

7. 操作结束后，协助患者起身整理衣着，整理床单，清理用物，洗手。

三、适应证

走罐法一般用于患病部位面积较大的病证及肌肉丰满处。如脊背及腰部的风湿痛急性发作、臀上皮神经炎、股外侧皮神经炎等。

四、禁忌证

1. 高热、抽搐和痉挛发作时，不宜走罐。治疗癫痫，应在间歇期使用。

2. 有出血倾向的病人，慎用走罐，更不宜刺络拔罐，以免引起大出血。

3. 有严重肺气肿的病人，背部及胸部不宜走罐，更忌用大号火罐，或强负压吸拔。

4. 心力衰竭或体质虚弱者，不宜用走罐治疗。

5. 骨折病人，在骨折未完全愈合前，不可走罐，以避免影响骨折对位及愈合。急性关节韧带扭伤者，应先做仔细检查，如韧带已发生断裂，

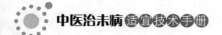

不可贸然拔罐、走罐。

6. 皮肤有溃疡、破裂处，不宜拔罐、走罐。在治疖疗或其他急性感染时，拔罐要严格掌握时机，在脓未成熟的红、肿、热、痛期，病灶拔罐必须慎重。面部疖肿，禁忌拔罐，以免造成严重后果。局部原因不明的肿块，亦不可随便拔罐。

7. 孕妇之腰骶及腹部禁止拔罐、走罐。

五、注意事项

1. 走罐时应保持室内空气清新，夏季避免空调直吹，冬季做好室内保暖，避免感受风寒。

2. 注意清洁消毒。施术者双手、受术者走罐部位均应清洁干净，并做常规消毒。走罐用具必须常规消毒。

4. 一般拔罐、走罐后 3 小时之内不宜洗澡。

5. 拔罐、走罐过程中若出现面色苍白、出冷汗、头晕目眩、心慌心悸、恶心呕吐、四肢发冷、神昏仆倒等症状，此为晕罐，应立即停止拔罐，让患者平卧，饮温开水或糖水，休息片刻，多能好转。晕罐严重者，应针刺或点掐百会、人中、内关、涌泉、足三里、中冲等穴位，或艾灸百会、气海、关元、涌泉等穴位，必要时遵医嘱进行急救。

第三节 水（药）煮罐

一、概述

水（药）煮罐是指用水（药）煮罐以形成罐内负压的拔罐方法。操作时煮锅内加水或加水后放中药包煮沸，将完好无损的竹罐投入锅内煮 5 分钟。再用镊子将罐夹出，罐口朝下，迅速用湿毛巾扪住罐口（可吸去水液，降低罐口温度并保持罐内热气），立即将罐叩在应拔的部位上，然后手持竹罐按住皮肤约半分钟，使之吸牢。可起到通经活血，逐寒去湿之功效。

二、适应证与禁忌证

1. 适应证　寒湿痹痛、哮喘、咳嗽、疮疡将溃或已溃脓毒不泻的疾患。

2. 禁忌证　高热抽搐、凝血机制障碍患者；皮肤过敏、溃疡破溃处、水肿、肿瘤和大血管处；孕妇的腹部及腰骶部等均禁止拔罐。

三、操作前准备

1. 用物准备　治疗盘，竹罐，长、短镊子，湿冷毛巾，水，中药（用纱布包），煮锅，必要时备 75% 酒精棉球，无菌纱布。

2. 环境准备　环境应清洁、干燥、光线充足，保持安静，室温适宜，有条件者在治疗室操作。

3. 操作者准备　着装整齐，洗手，戴口罩。

四、操作步骤

1. 备齐用物，嘱患者排空小便，取适宜体位，暴露拔罐部位，并注意保暖。

2. 根据部位选择大小合适的竹罐，检查罐口边缘是否光滑，有无破损、裂痕。

3. 煮锅内加水，放入中药包或不放药包，煮沸后再将完好无损的竹罐没入锅内煮 5~10 分钟。见图 3-3。

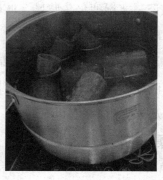

图 3-3　煮竹罐

4.用镊子将罐夹出(罐口朝下)，甩去罐中水珠。

5.迅速将折叠的湿冷毛巾紧扣罐口，趁热急速将罐叩按在应拔的部位上，留罐10~20分钟，1次可拔10余个罐。见图3-4。

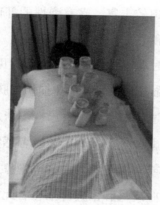

图3-4　拔水罐

6.留罐过程中，要随时观察罐口吸附情况，如果患者感觉过紧、过烫，应立即起罐。

7.起罐方法准确，对有脓液、血液者应处理得当，清除干净，局部皮肤做常规消毒，外敷所需药物，覆盖消毒纱布。

8.整理用物，归于原处，协助患者穿好衣服，整理床单。

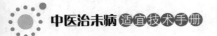

五、注意事项

（一）操作者注意事项

1. 病室温度应适宜，注意防风保暖。

2. 拔罐时，患者取合理、舒适的体位，操作者应选择肌肉较丰富、富有弹性的部位拔罐，骨骼凹凸不平和毛发较多处不宜拔罐。

3. 拔罐时动作要稳、准、快，避免烫伤皮肤，起罐时切勿强拉或扭转，以免损伤皮肤。

4. 拔罐过程中密切观察局部皮肤反应和全身情况，注意患者有无不适。若患者感觉拔罐部位有凉气外出或有温热感、微痛等现象，罐内皮肤呈紫斑、瘀血或丹痧，应告知患者此情况为正常反应，避免患者精神紧张。

5. 注意有无晕罐先兆，若出现头晕、心慌、恶心、面色苍白、呼吸急促、四肢厥冷、脉细数等现象，应立即起罐，协助患者平卧（或头低足高位）。轻者适量饮水、休息片刻即可恢复，重者可点按人中、合谷、内关、足三里、百会、气海、关元等穴，必要时采用中西医结合方法急救。

6. 告知患者如局部出现小水泡，可不必处理，待自行吸收；如水泡较大，应消毒局部皮肤后，用无菌注射器吸出液体，覆盖无菌辅料。

（二）患者注意事项

1. 患者充分暴露拔罐部位，注意保暖。

2. 拔罐过程中尽量避免变换体位，以免罐具脱落损坏。

3. 患者如有特殊不适，应及时向操作者说明。

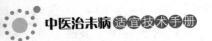

第四章　推拿类

第一节　消渴病推拿治疗

一、概述

消渴病之发生，主要由于肺、胃热盛伤津，或肾燥精虚所致。其治疗原则是上消应当清热润肺，生津止渴；中消应当清胃养阴；下消应当滋阴补肾。

现代医学的糖尿病、尿崩症，均可参照本证辨证施治。消渴病之起因，与平素胃热肾虚有一定的关系。饮食不节、情志失调、年老、久病是导致胃热肾虚的主要根源。

消渴之病不外肺燥、胃热、肾虚，其关键是阴亏。由于阴亏则致火旺，火胜则阴更伤，二者互为因果，其始则异，其终则同。《临证指南》曰："三消一证，虽有上中下之分，其实不外乎阴亏阳亢，津涸热淫而已。"可见本病的特点在于阴亏阳亢，阴损及阳，亦可有阴阳俱虚证。

二、消渴病的辨证论治及选穴

消渴虽由燥热和阴虚所引起，但在临床上却

表现有肺燥、胃热、胃虚的区别。肺热者以口渴、多饮为特征，属上消；胃热者，以多食善饥为特征，属中消；肾虚者，以多尿如脂似膏带甜味者为特征，属下消。实际上三个症状往往同时存在，临床表现仅各有偏重而已。故三者症状之偏重常为辨证施治的重要标志。

（一）上消

1. 主证 烦渴多饮，随饮随渴，口干舌燥，尿频量多，尿色浑黄，舌边火红，苔黄，脉象洪数。

2. 分析 肺胃热盛，津液耗伤，故烦渴引饮，口干舌燥；随饮随渴，尿量频多，是因燥火内燔，故渴欲饮水以自救，饮水虽多，亦不转化为津液，加之肺燥，气失调节布散，致水谷精微直趋膀胱，从小便排出，舌边尖红，苔薄黄，脉洪数均为里热炽盛之象。

3. 治则 清热泻火，生津止渴。

4. 选穴 肺俞、脾俞、三焦俞、上脘、中脘、梁门、曲池、手三里、合谷。可重用揉摩胸胁润肺法，敲击上腹生津法，揉压任脉止渴法，按揉阳明清热法，配用提拿颞肌健运法。

（二）中消

1. 主证 多食易饥，形体日瘦，大便干结，苔黄燥，脉滑实有力。

2. 分析 由于阳明邪热炽盛，灼伤津液阴虚火旺，壮火食气，故多食易饥，精血虚少不足以养肌肤，久之而致形体消瘦，胃火炽盛，消灼津液，大肠失去濡润，则见大便干结。舌苔黄燥，脉滑而有力，是为燥热里实之象。

3. 治则 清胃养阴，泻火通便。

4. 选穴 脾俞、三焦俞、中脘、梁门、曲池、手三里、合谷。可重用揉拨背俞清胃法，揉抹上腹养阴法，敲击腹部通便法，揉压任脉止渴法，配用按揉阳明清热法。

（三）下消

1. 主证 便频，尿量多，尿液混浊，如脂膏或带有甜味，口干多饮，五心烦热，腰膝发软，头昏无力，舌质红少苔，脉象沉细而数。

2. 分析 由于肾精亏虚，肾气虚惫，封藏失职，约束无权，故小便频数量多；肾阴亏耗，肾气失固，脾失输化统摄，水谷精微下注于肾，随小便排出，故小便混浊，如脂如膏且带甜味；阴虚则火旺，虚火上乘肺胃，则口干多饮；虚热内扰则五心烦热。腰为肾之府，精血枯涸则头昏乏力，腰膝发软。舌质红少苔，脉沉细而数，均为阴虚火盛之象。

3. 治则　滋阴补肾，生津清热。

4. 选穴　三焦俞、肾俞、命门、中脘、中极、关元、水分、曲池、合谷。可重用推抚全身滋阴法，按压俞穴补肾法，揉压任脉止渴法，配用敲击上腹生津法，按揉阳明清热法。

三、基本手法

（一）背腰部操作

1. 取穴及部位　膈俞、胰俞（胃脘下俞）、肝俞、脾俞、胃俞、肾俞、命门、三焦俞、阿是穴、大椎、八髎、长强、华佗夹脊。

2. 主要手法　擦法、一指禅推法、按揉法、振法、擦法、搓疗点强法、击磬游鱼法。具体操作法如下：

（1）擦法：操作者手指自然弯曲，用手背第五掌指关节背侧吸定于治疗部位或穴位，肩关节放松，以肘关节为支点，前臂做主动摆动，带动腕关节的屈伸以及前臂的旋转运动，以三、四、五掌指关节为轴，以手掌小鱼际侧为轴，两轴相交形成的手掌背三角区，使之在治疗部位上做持续不断地来回滚动，产生功力。

（2）一指禅推法：用拇指指端、罗纹面或偏峰着力于一定位或经络穴位上，沉肩垂肘，以腕关节悬屈，运用腕间的摆动带动拇指关节的屈伸活动，以使之产生的功力轻重交替、持续不断地作用于经络穴位上，称为一指禅推法。

（3）按揉法：是将按法和揉法组合而成，分为指按揉法和掌按揉法两种：

指按揉法　用单手或双手拇指螺纹面置于操作部位上，其余手指置于相应位置以助力。腕关节悬屈，拇指和前臂部主动施力，进行节律性按压揉动。指按揉法无论是单手按揉还是双手拇指操作，外行都酷似拿法，其区别在于拿法是拇指和其他四指对称性用力，而指按揉法的着力点是在拇指外侧，其余手指仅起到助力、辅助的作用。

掌按揉法　掌按揉法分为单掌按揉法和双掌

按揉法两种，操作上有较大不同。单掌按揉法是以掌根部着力于操作部位，手指自然伸直，前臂与上臂主动用力，进行节律性按压揉动。双掌按揉法是用双掌重叠，增加力量，置于操作部位，以掌中部或掌根着力，以肩关节为支点，身体上半部小幅度节律性前倾后移，在前倾时将身体上半部的重量经肩关节、前臂传至手部，从而产生节律性按压揉动。

（4）振法：是以掌或指在体表施以振动的方法，称为振法，也称振颤法。振法分为掌振和指振法两种，以掌面或食、中指罗纹面着力于施术部位或穴位上，注意力集中于掌部或指部。掌、指及前臂部静止性用力，产生较快速的振动波，使受术部位或穴位有被振动感，或有时有温热感。

（5）擦法：用手掌紧贴皮肤，稍用力下压并作上下向或左右向直线往返摩擦，使之产生一定的热量，称为擦法。是推拿常用手法之一。

3. 治疗手法 俯卧位

（1）擦法：在背部脊柱两侧施术，约6分钟，重点在胰俞和局部阿是穴。

（2）一指禅推法：推背部脊柱两侧膀胱经第一侧线，从膈俞至肾俞，往返操作约8分钟。

（3）按揉法：手指按揉膈俞、胰俞、肝俞、脾俞、胃俞、肾俞、三焦俞、局部阿是穴，以胰俞和局部阿是穴为重点，每处约3分钟，其余穴位均为1分钟。

（4）温顺法：搓热双手掌，按压、掌振肾俞穴。

（5）振法：大椎穴，约1分钟（食、中指）。

（6）擦法：直擦背部膀胱经第一侧线，横擦肾俞、命门，均以透热为度。

（7）搓疗点强法：横擦骶部八髎穴，以透热为度；指按长强穴。

（8）击磬游鱼法：空掌拍打背部，自大椎至尾骨。

（二）胁腹部操作

1.取穴及部位 中脘、梁门、气海、关元、神阙，上腹部、小腹部、胁肋部。

2.主要手法 一指禅推法、按揉法、振法、平推法、擦法、黄龙归巢法、叩法。

3. 治疗手法　仰卧位

（1）一指禅推法或指按揉法，施于中脘、梁门、气海、关元，每穴约 2 分钟。

（2）掌振神阙穴约 1 分钟。

（3）用掌平推上腹部、小腹部，约 5 分钟。自中脘、梁门、气海、关元，顺时针方向，反复往返摩腹 3~5 分钟，以温热为度。

（4）擦两胁肋部，以透热为度。

（5）叩击左侧季肋部。

（三）四肢部操作

1. 取穴及部位　曲池、神门、内关、足三里、三阴交、复溜、太溪、涌泉。

2. 主要手法　指按揉法、点法、按法、擦法。

3. 操作方法

（1）指按揉法：按揉曲池、神门、内关各 1 分钟左右，

（2）点法或按法：点按足三里、三阴交、复溜、太溪，每穴约 2 分钟，用力以酸胀为度。

（3）擦法：擦涌泉穴，以透热为度。

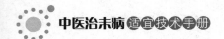

第二节　失眠推拿治疗

一、概述

糖尿病患者长期处在高血糖的状态，植物神经受到刺激，易导致神经损伤和功能紊乱，引起失眠。其次，糖尿病患者有众多并发症，如神经痛、胃轻瘫、神经源性膀胱等，亦可影响睡眠。有些糖尿病患者因经济、心理负担过重，严重影响内分泌系统的正常功能，造成内分泌激素混乱，从而加重失眠。同样，糖尿病一旦出现失眠或睡眠不足现象，交感神经就会变得异常兴奋，体内的儿茶酚氨类激素等升血糖激素分泌增多，血糖也随之增高，所以糖尿病患者的失眠情况不容忽视。

运用推、拿、按、摩、揉、点、拍等形式多样的手法，推拿头部、腹部、足部等部位，能起到疏通经络、推行气血、祛邪扶正、调和阴阳的作用。中医认为"五脏六腑之精气皆上注于头"，推拿头部以调节脑部经络，疏通大脑气血，安神定志，从而改善患者的失眠状况。《素问·逆调论篇》："不得卧而息有音者，是阳明之逆也，足三阳者下行，今逆而上行，故息有音也。阳明者，胃脉也，胃者六府之海，其气亦下行，阳明逆不

得从其道，故不得卧也。下经曰：胃不和则卧不
安。此之谓也。"腹部为脾经、胃经所在，通过摩
腹可调理脾胃功能，缓解失眠。

俗话说，"树枯根先竭，人老脚先衰"，足部
与数条经脉相联系，内可联络五脏六腑，通过足
部推拿操作可以调节全身脏腑气血的运行。故按
摩头、腹、足等部位以激发人体经气，调整脏腑
功能，恢复人体正常的生理功能和状态，从而改
善和治疗失眠。足部经络及反射区见图4-1。

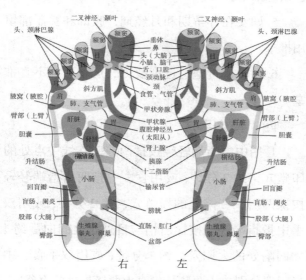

图4-1 足部经络及反射区

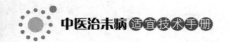

二、适应证

糖尿病合并失眠患者。

三、禁忌证

1. 各种类型的骨折处，老年性骨质疏松等骨病患者，禁忌推拿

2. 腹部恶性肿瘤患者，慎用推拿。

3. 皮肤病病变损害处，以及烫伤处禁忌推拿。

4. 患有血液病，有出血倾向或正在出血的部位禁忌推拿。

5. 妇女在怀孕期和月经期，腹部和腰骶部慎用推拿。

6. 过饥、过饱、过度疲劳、运动后，不宜推拿。

四、操作手法

1. 用中指指端轻轻按揉两眉头连线中点处的印堂穴，约3分钟；或用食、中指两指指端轻轻按揉两眉头凹陷处的攒竹穴，约2分钟；或用双手中指指端轻轻按揉眉梢与目外眦之间向后约1寸凹陷处的太阳穴，约1分钟；或用双手食、中指指端分别放于两侧耳尖直上两横指处的率谷穴，来回推动，约半分钟。

2. 用手掌按摩腹部，可用按揉或一指禅推法施于神阙、中脘、关元、气海等穴位。

3. 先放松双足，然后用按摩手法依次刺激泌尿系统反射区各 5 次，约 5 分钟；以中等力度刺激消化道、心、反射区各 10 次，约 15 分钟；用重度手法刺激内分泌腺体、上下身淋巴结反射区各 15 次，约 20 分钟，手法以产生刺激感为佳。上述方法配合拔罐、走罐、针灸等其他中医非药物治疗，则疗效大增。

五、注意事项

1. 推拿过程中密切观察患者的反应，及时调整手法及力度，做到用力均匀持久、柔和有穿透力。

2. 推拿医师要保持手部清洁，注意修剪指甲，防止损伤患者皮肤。

3. 具体操作时，推拿医师必须选择恰当的体位。推拿头部时，可取自然站立位；推拿腹部、足底时，可取坐位，以利于推拿手法操作为原则。

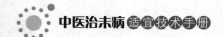

4. 推拿后患者有出汗现象时，应注意避风，以防感冒。

第三节　便秘推拿治疗

一、概述

胃肠功能紊乱是糖尿病常见的并发症，发病率为 30%~76%，涉及全胃肠道，如糖尿病性胃轻瘫、糖尿病性消化不良，糖尿病性便秘等。

中医认为便秘的病位主要在大肠，病机为大肠传导失常。腹部推拿是结合现代解剖理论与传统中医理论，利用手法持续刺激穴位，通过经络促进肠道血液循环，缓解胃肠道痉挛，调节大肠传导糟粕的功能，最终实现胃肠道蠕动，疏通肠胃升降之枢。神阙穴有补脾健胃、益血行气之功。中脘穴有健脾和胃、通调上下之功。天枢穴可调中和胃、理气健脾，泻之则可下气通腹。气海穴能大补元气，通调下焦气机。揉腹、运腹等手法能促进胃肠蠕动，推陈纳新。

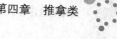

二、适应证

糖尿病合并便秘。

三、禁忌证

1. 腹部皮肤有化脓性感染，或腹部有急性炎症(如肠炎、痢疾、阑尾炎等)时，为免炎症扩散，严禁按揉。

2. 腹部有恶性肿瘤患者，慎用按揉，以防肿瘤扩散或出血。

3. 皮肤病病变损害处，腹部皮肤烫伤处一般不宜推拿。

4. 患有血液病，有出血倾向或正在出血的部位禁止推拿。

5. 妇女在怀孕期和月经期，慎用推拿。

6. 过饥、过饱、过度疲劳、运动后，不宜推拿。

四、操作方法

患者仰卧位，医师位于患者左侧。

1. **按腹** 用左手食指掌指关节置于气海或关元穴上，其他四指并拢平置于腹部，用右手掌小鱼际部重叠在左手食指掌指关节的背面，随患者的呼气向耻骨联合、脊柱方向按压，随着患者的呼气由轻而重地逐层按压，如皮肤（用力最轻）、气血（轻按）、经络（稍重）、脏腑（重按）、骨骼（最重），并无统一的标准，视患者腹部的厚薄而定。

2. 待其出现酸、麻、凉、胀的得气感觉后，随着患者的吸气将手轻缓地上提至1~2层，待1~2分钟后，随着患者的呼气下降至3层，如此反复操作，使患者发热和快然的感觉充斥全身，缓缓地将手抬起，结束操作。

3. **揉腹**　用拱手状双手的掌面重叠扣放在中脘穴上，使右手掌大鱼际重叠在左手拇指的背侧面，左手拇指悬空不接触腹部，通过腕关节婉转回环的绕动，使右手掌、左手掌腕部、右手掌腕部依次接触腹部，此为双掌揉法一次揉动的完整动作。而后，通过右手外侧至左手外侧形成一圈，再顺沿至右手掌小鱼际的尺侧，如此反复操作8次；并以中脘穴为圆心在腹部逆时针方向旋转揉动。

4. **运腹**　用拱手状右手掌食、中、无名、小指的指面和掌根的大小鱼际部，沿垂直躯体纵轴方向，对称地叩放在神阙穴的两侧，通过腕关节的伸屈活动，先使掌根的大小鱼际部着力，将腹部向右侧做弧形推动，继以手指的指面着力，将腹部向左侧做弧形回带，如此反复操作8次。

5. 推腹　用双手拇指指腹的桡侧面按在神阙穴处，双手的四指分别附于两侧固定，当患者呼气时先用一手拇指着力沿任脉循行推至中极穴，在患者吸气时，医者将手收回原位，待患者再次呼气时，另一手拇指着力进行第二次推动，如此反复8次。

五、注意事项

1. 按摩时轻柔，力量适中，舒适为主。用力过猛可能会损伤到肌肉组织。

2. 时间不要过长，以半小时为宜。

3. 揉腹时，出现腹内温热感、饥饿感，或产生肠鸣音、排气等，属于正常反应，不必担心。

4. 按摩后要适当休息，避免寒凉刺激。

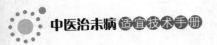

第五章 穴位治疗类

第一节 穴位按摩

一、概述

穴位按摩作为防治疾病的一种手段，是祖国医学外治疗法中最古老的一种。它是以经络学说为指导，以穴位主治性能为基础，运用不同手法作用于人体体表特定部位，达到诊治疾病、保健养生的目的。

穴位按摩通过刺激人体特定穴位，激发人体经络之气，以达到通经活络、调整人体机能、祛邪扶正的目的。通过按摩，缓解、治疗各种急慢性疾病的临床症状，如头痛、牙痛、胃痛、腹胀、中风后遗症、便秘、失眠等病证。

二、适应证与禁忌证

1. **适应证** 各种急慢性疾患，如胃痛、肩周炎、失眠、便秘、牙痛、头痛等

2. **禁忌证** 各种出血疾患、急性传染病、骨

折移位或关节脱位、内脏器质性病变、妇女月经期、孕妇腰腹部、皮肤破损、瘢痕部位等。

三、穴位按摩的常用手法

1. 推法　用指、掌或肘部着力于一定部位上，进行单方向的直线摩擦。

2. 一指禅推法　用拇指指腹或指端着力于按摩部位，腕部放松，沉肩、垂肘、悬腕，以肘部为支点，前臂做主动摆动，带动腕部摆动和拇指关节做屈伸活动。

3. 揉法　用手掌大鱼际、掌根或拇指指腹着力，腕关节或掌指做轻柔缓和地摆动。

4. 摩法　用手掌掌面或手指指腹附着于一定部位或穴位，以腕关节带动前臂做节律性的环旋运动。

5. 擦法　用手掌大鱼际、掌根或小鱼际附着在一定部位，进行直线往返摩擦。

6. 搓法　用双手掌面夹住一定部位，相对用力做快速搓揉，同时做上下往返移动。

7. 抹法　用单手或双手拇指指腹紧贴皮肤，做上下或左右往返移动。

8. **振法**　用手指端或手掌着力于体表，前臂和手部肌肉静止性强力的用力，产生震颤动作。

9. **按法**　用拇指端、指腹、单掌或双掌按压体表，并稍留片刻。

10. **捏法**　用拇指与食、中两指或拇指与其余四指将患处皮肤、肌肉捏起，相对用力挤压。

11. **拿法**　用拇指与食、中两指或拇指与其余四指相对用力，在一定部位或穴位上进行节律性地提捏。

12. **弹法**　用一手指指腹紧压住另一手指指甲，受压手指端用力弹出，连续弹击治疗部位。

四、操作前准备

1. **环境准备**　光线充足，清洁干燥，室温适宜。

2. **操作者准备**　操作者仪表整洁、洗手、戴口罩、修剪指甲，检查强磁按摩棒前端是否圆滑。

五、操作步骤

1. 根据患者的实际情况做好解释工作。

2. 协助患者取舒适体位，暴露穴位按摩的部位，必要时用屏风遮挡。

3. 确定腧穴部位及穴位按摩的方法，操作时压力、频率适中，摆动幅度均匀，动作灵活，时间合理。

4. 操作中随时询问患者的治疗反应，根据患者情况及时调整手法，观察患者耐受度、舒适度及按摩部位皮肤情况，手法轻重适宜，勿按压过重。

5. 操作结束后，协助患者整理衣服，并做好健康指导。

六、注意事项

1. 进行腰腹部按摩时，嘱患者先排空膀胱。

2. 安排合理体位，必要时协助患者松开衣着，嘱患者注意保暖。

3. 根据患者的症状、发病部位、年龄及耐受性，选用适宜的手法和刺激强度，进行按摩。

4. 操作过程中观察患者对手法的反应，若有不适，应及时调整手法或停止操作，以防发生意外。

5. 操作后协助患者起身，并整理衣着，做好记录。

6. 操作前应修剪指甲，以防损伤患者皮肤。

7. 操作时用力要均匀、柔和、持久，禁用暴力。

第二节　穴位贴敷疗法

一、概述

穴位贴敷疗法，是以中医经络学说为理论依据，把药物研成细末，用水、醋、酒、蛋清、蜂蜜、植物油、清凉油、药液，甚至唾液调成糊状，或用呈凝固状的油脂（如凡士林等）、黄醋、米饭、枣泥制成软膏、丸剂或饼剂，或将中药汤剂熬成膏，或将药末散于膏药上，再直接贴敷穴位、患处（阿是穴），用来治疗疾病的一种无创痛穴位疗法。它是中医治疗学的重要组成部分，是我国劳动人民在长期与疾病做斗争的过程中总结出来的一套独特的、行之有效的治疗方法，它经历了无数次的实践、认识、再实践、再认识的发展过程，有着极为悠久的发展历史。

穴位贴敷，将药膏贴敷于体表腧穴，刺激作用于相应的经络，改善经络气血的运行，对五脏六腑的生理功能和病理状态，产生良好的调整和治疗作用，从而达到以肤固表、以表托毒、以经通脏、以穴驱邪和扶正强身的目的。

二、适应证与禁忌证

1. 适应证 本法适用于外科创伤、跌打损伤、烫伤、肠痈等病证，以及内科的哮、喘、肺痈、头痛等病证，儿科的感冒、发热、咳嗽、痄腮等病证，妇科带下等病证。

2. 禁忌证 对所敷药物过敏者，禁止使用。

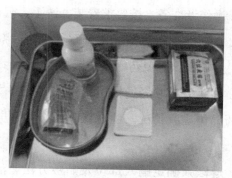

图 5-1 穴位贴敷准备物品

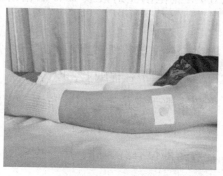

图 5-2 穴位贴敷

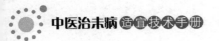

三、操作步骤

1. 用物准备。治疗盘、弯盘、压舌板、0.9%氯化钠或75%酒精、棉签、胶布、纱布。见图5-1。

2. 环境准备。光线充足、清洁干燥、室温适宜。

3. 操作者准备。按要求着装、洗手、戴口罩。

4. 根据患者实际情况做好解释工作。嘱患者勿穿贵重衣物，避免药物外渗污染衣物。

5. 协助患者取舒适体位，暴露贴敷部位，观察敷药部位皮肤情况。注意保暖，必要时屏风遮挡。

6. 遵医嘱确定腧穴部位及贴敷方法。清洁皮肤，以0.9%氯化钠注射液或75%酒精清洁敷药部位皮肤。

7. 取大小合适的棉纸或薄胶纸，将所需药物用压舌板均匀地摊平在棉纸上，厚薄适中。

8. 将药物敷于穴位上，用胶布固定，松紧适宜，美观而牢固，见图5-2。

9. 若敷药部位有红、肿、痒、皮疹等不良反应，应立即停止敷贴，及时处理。

四、常见不良反应及处理

1. 皮肤过敏反应　出现局部瘙痒、红肿、水泡等，应立即停止敷药，并进行抗过敏处理。

2. 中毒反应　出现头晕、口麻、恶心、呕吐等，立即停药，并动态观察。该反应常出现在大面积使用外敷中药的患者。

第三节　穴位埋线

一、概述

随着人们现代生活方式的改变，肥胖已经成为影响人类健康的重要危险因素，与糖尿病及其心血管疾病密切相关。近年来，针灸以其简便、效捷、费用低和无毒副反应的优点备受广大患者欢迎，但针刺需要每天坚持治疗，而每周一次的穴位埋线治疗，大大方便了患者，为患者节约了宝贵的时间。

二、适应证

（一）肥胖症

1. **定义**　指体重超过理想体重的 30%，中国

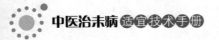

人群 BMI>28 为肥胖。

2. 治疗

（1）取穴：中脘、气海、天枢、膈俞、胰俞、丰隆穴。脾虚湿阻型，加脾俞、阴陵泉；胃热湿阻型，加曲池、足三里；肝郁气滞型，加肝俞、足三里；脾肾两虚型，加肾俞、脾俞、关元；阴虚内热型，加三阴交、肾俞；便秘者，加上巨虚、足三里。

（2）操作方法：常规消毒，将 4/0 号医用羊肠线剪成 1~2cm 的线段，置于 75% 乙醇中浸泡 20 分钟备用，治疗时取一段羊肠线穿进 7 号普通注射针头内，将针头刺入穴位，得气后用针芯（针芯由 0.3mm × 40mm 毫针剪掉尖头改制而成）抵住羊肠线并导入穴内，敷无菌干棉球并以胶布固定，埋线穴区 12 小时内不得触水，以防感染。胶布 24 小时内去除。嘱接受埋线者 24 小时后，分别于每日睡前、餐前按压各穴位 10~20 分钟，每周治疗 1 次，连续治疗 8 周。

3. 优势 穴位埋线法属于多种效应于一体的复合性治疗方法，治疗过程中多种刺激效应同时发挥效应。羊肠线在体内缓慢吸收，静以久留，凸显以线代针、长效针感的治疗效应，羊肠线在穴位内缓慢软化，分解吸收的过程，对穴位产生一种柔和而持久的刺激，从而对慢性病产生长期治疗作用。埋线法减肥疗效确切，容易被广大患者接受，符合当今轻松健康减肥理念。

（二）高脂血症

1. 定义 高脂血症是指体内脂质代谢紊乱而形成血浆中脂质浓度异常升高，主要表现为胆固醇和甘油三酯升高。近年来糖尿病患病率逐年升高，糖尿病患者存在脂质代谢异常，因此在降糖同时，一定要同时降脂治疗。

2. 治疗

（1）取穴：足三里、三阴交、丰隆穴、内关、脾俞、胃俞。配穴：痰瘀湿阻证，加中脘、天枢；脾肾阳虚，加关元、气海。

（2）操作方法：用30号毫针剪去针尖作针芯，取3/0号羊肠线置入针管前端，快速进针，刺入皮下0.5~1寸后缓慢边推针芯边退针管，将羊肠线留置穴内，覆盖消毒纱布，胶布固定，12小时内禁

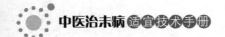

沐浴，每周埋线1次，每2周1疗程，共3个疗程。

三、不良反应的处理

1.晕针 埋线过程中出现晕针者，立即停止针刺，头部放低，松解衣带，注意保暖。轻者静卧片刻，饮温水，即可恢复；未能缓解者，针刺合谷、内关、足三里。

2.感染 少数患者治疗过程中因操作不当或伤口保护不当造成感染，出现局部红、肿、疼痛者，热敷或抗感染处理。

3.出血 刺激过重或刺破血管所致，一般加压包扎即可。

4.过敏 个别病人对麻药或羊肠线过敏，治疗后出现局部瘙痒、红肿或全身发热，可给予抗过敏治疗，过敏严重者停止治疗。

第四节　穴位放血疗法

一、概述

穴位放血疗法，即三棱针疗法，是指用三棱针刺破人体腧穴或浅表血络，放出少量血液，达到治疗疾病目的的方法。本疗法由古代砭石刺络法发展而来。传说最初使用砭石治病的是伏羲氏，晋皇甫谧《帝王世纪》中提到伏羲氏"尝百草而制九针"。《内经》所记载的九针中的"锋针"，就是近代三棱针的雏形，"络刺""赞针""豹文刺"等法，都属于刺络放血法的范围。目前临床应用三棱针疗法十分普遍。

二、操作方法

（一）针具

三棱针用不锈钢制成，针长约 6cm，针柄较粗，呈圆柱形，针身呈三棱形，三面有刃，针尖锋利。针具使用前可用高压消毒，也可在 75% 的酒精内浸泡 30 分钟。

（二）刺法

根据病情及部位的需要，可选用下列各种刺法。

1. 点刺法　手持三棱针，对准所要放血的部位或络脉迅速刺入 0.05~0.1 寸，随后迅速退出，以出血为度。出针后不要按闭针孔，让血液流出，并可轻轻挤压穴位，以助排血。随后，以消毒干棉球压住针孔，按压止血。

2. 挑刺法 用三棱针挑破治疗部位的小血管，挤出少量血液。

3. 丛刺法 用三棱针在一个较小的部位点刺，使之微微出血。

4. 散刺法 用三棱针在病变局部的周围进行点刺，根据病变部位大小，可刺 10~20 针以上，针刺深浅须依据局部肌肉厚薄、血管深浅而定。由病变外围向中心环形点刺，达到祛瘀生新、疏经活络的目的。

5. 泻血法 以橡皮管结扎于针刺部位上端，令局部静脉充盈，左手拇指按压于被刺部位，局部消毒后，右手持三棱针对准被刺部位的静脉，迅速刺入 0.05~0.1 寸，随后迅速退出，使血液流出，亦可轻按静脉上端，以助瘀血排出。

（三）强度与疗程

三棱针疗法的强度，与点刺的深浅、范围，以及出血的多少有关。病情轻的、范围小的、体质差的患者，宜采用浅刺、少刺、微出血的轻刺激。反之，病情重的、范围大的、体质好的患者，应采用深刺、多刺、多出血的强刺激。

疗程需根据出血多少和病情轻重而定。一般浅刺微出血，可每日 1 次或 2 次；深刺多出血，每周可放血 2~3 次，可每隔 1~2 周放血 1 次。

三、适应证

三棱针疗法对急、热、实、瘀、痛证有很好的功效。点刺法多用于高热、惊厥、中风昏迷、中暑、喉蛾（也叫乳蛾，相当于西医的急性扁桃体炎）、急性腰扭伤；散刺法多用于丹毒、痈疮、外伤性瘀血疼痛；挑刺法常用于目赤肿痛、丹毒、痔疮等。

本法的治疗机理是通过改善局部气血运行，以达到清热解毒、消肿止痛、通经活络、行瘀导滞、平肝息风、安神定志、醒脑开窍的作用。

在糖尿病方面，三棱针放血疗法多用于治疗糖尿病周围神经病变，多采用三棱针点刺委中、太冲、丰隆、十宣、合谷、血海等穴位放血。

四、禁忌证

1. 在临近重要内脏部位，切忌深刺。

2. 动脉血管和较大的静脉血管，禁刺。

3. 虚证，尤其是血虚或阴液亏损患者，禁用

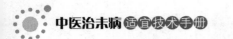
刺血。

4.患有血小板减少症、血友病等有出血倾向的患者，以及晕血者、血管瘤患者，一般禁用。

5.孕期和过饥、过饱、醉酒、过度劳累者，禁用。

五、注意事项

1.局部皮肤和针具要严格消毒，以免感染。

2.熟悉解剖部位，切勿刺伤深部大动脉。

3.一般下肢静脉曲张者，应选取边缘较小的静脉，注意控制出血。对于重度下肢静脉曲张者，不宜使用。

4.点刺、散刺时，针刺宜浅，手法轻快，出血不宜过多。

5.施术中要密切观察病人反应，以便及时处理。如出现血肿，可用手指挤压出血，或用火罐拔出，仍不消退，可用热敷以促其吸收。如误伤动脉出血，用棉球按压止血，或配合其他止血方法。

6.虚证、产后及有自发出血倾向或损伤后出血不止的患者，不宜使用。

第五节 耳穴压丸疗法

一、概述

耳穴压丸疗法，是在耳针疗法的基础上发展起来的一种保健方法。是将表面光滑近以圆球状或椭圆状的中药王不留行籽贴于 0.6cm×0.6cm 的小块胶布中央，然后对准耳穴贴紧并稍加压力，使患者耳朵感到酸、麻、胀或发热的一种治疗方法。常用耳穴定位与主治证候见表 5-1。

二、操作方法

1. 准备 备齐用物，根据患者的实际情况做好解释工作。

2. 定穴 术者一手持耳轮后上方，另一手持探棒由上而下在选区内找敏感点。

3. 皮肤消毒 用酒精擦拭消毒，范围视耳郭大小而定，待干。

4. 埋豆 再次核对穴位，将贴附有王不留行籽的胶布对准耳穴贴紧并稍加压力。见图 5-3

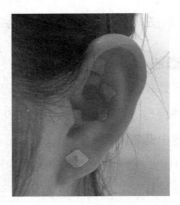

图 5-3　耳穴压丸

三、常用耳穴名称、定位与主治证候

表 5-1　常用耳穴名称

穴位名称	定位	主治
交感	在对耳轮下脚与对耳轮内侧交界处	消化、循环系统功能失调、痛经等
子宫	在三角窝耳轮内侧缘的中点	月经不调、白带异常、痛经、阳痿、遗精等
神门	在三角窝外 1/3 处，对耳轮上、下脚交叉前	失眠、多梦、炎症、咳喘、眩晕等。具有解毒、镇静、止痛的功效
肾上腺	在耳屏下部隆起的尖端	低血压、晕厥、咳喘等
脑（皮质下）	在对耳屏内侧面	失眠多梦、疼痛性病证、智力发育不全等
内分泌	在内屏间切迹内耳甲腔底部	生殖系统功能失调、更年期综合征、皮肤病等

续表

穴位名称	定位	主治
胃	在耳轮角消失处	胃痛、呕吐、呃逆、消化不良等
膀胱	在对耳轮下脚下缘，大肠穴直上方	膀胱炎、尿闭等
肾	在对耳轮下脚下缘，小肠穴直上方	泌尿、生殖系统疾病，妇科疾病，腰痛、失眠、眩晕、耳鸣等
肝	胃穴与十二指肠穴的后方	肝气郁结的病证，如胁痛、目疾、月经不调等
脾	在肝穴下方，耳甲腔的外上方	消化不良、腹胀、慢性腹泻、胃痛等
心	在耳甲腔的外上方	消化不良、腹胀
肺	在心穴的上下外三面	呼吸系统疾病、皮肤病
耳尖	将耳轮向耳屏对折时，耳部上尖端处	发热、高血压、目赤肿痛等
升压点	在屏间切迹下方	低血压、虚脱

四、禁忌证

1. 严重器质性疾病（如心脏病）及伴重度贫血者，不宜采用。

2. 外耳有湿疹、溃疡、冻疮破溃等，不宜采用。

3. 妊娠妇女、有习惯性流产史者，慎用。

五、注意事项

1. 操作前正确评估患者的饥饱状态，过于饥饿、疲劳、精神紧张下，不宜立即进行，操作前

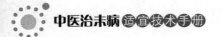

应适当休息。

2.对身体虚弱、气虚血亏的患者，刺激时手法不宜过强，并应尽量选用卧位。对初次接受耳穴埋豆或精神紧张者，做好解释工作。

3.耳穴埋豆法应选取光滑的种子，种子发霉不能使用。

4.教会患者自我按压耳穴的方法，最少每穴每次按30下，每天3次。嘱患者自我按压时持续时间不能超过1分钟。

5.患者自我按压有效的表现是局部酸、麻、胀、痛、灼热感等。对扭伤和肢体活动障碍的患者，压耳时，嘱患者适当活动患部，以增强疗效。

6.平时注意防水，胶布沾水后容易脱落，故贴压耳穴后洗澡时应避免弄湿胶布，不宜游泳，以免胶布脱落，使治疗中断。

六、常见不良反应及处理

1.胶布过敏反应　表现为被贴耳穴部位皮肤发红、发痒。对胶布过敏者，可缩短贴压时间并加压肾上腺、风溪穴，按压时切勿揉搓，以免造成皮肤感染。

2. 感染 患者在接受耳穴压丸疗法后，如耳廓皮肤出现炎症或冻伤者，应及时去除胶布，中止治疗。局部肿胀或表皮溃烂者，涂甲紫溶液，已感染者对症处理，严重者到医院就诊。

3. 疼痛 治疗初期耳穴周围可能会有微痛，部分患者甚至会影响睡眠，这种情况可能会维持几天，适应后症状会消失，无需处理。

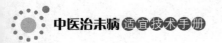

第六章　中药特殊用法类

第一节　膏摩疗法

一、概述

膏摩疗法是将中药膏剂涂于体表的治疗部位上，再施以推拿按摩等手法，以发挥推拿按摩和药物的综合治疗作用来防治疾病的一种方法。是"医圣"张仲景推崇的四大"治未病"技法之一。

东汉著名医学家、世人尊称"医圣"的张仲景在《金匮要略》开篇中指出："适中经络……四肢才觉重滞，即导引、吐纳、针灸、膏摩之，勿令九窍闭塞。"在古代，"四肢才觉重滞"属于"未病"之症状，仲景认为膏摩等疗法可"勿令九窍闭塞"，经络通则百病不生，身体自然达到"无病"之状态。

膏摩属于"治未病"的中医外治疗法，不用扎针、无创口，不需要服药，对肝肾无毒害。让患者在享受身心放松舒畅的感觉时，使身体恢复到健康常态，是古代名门世家、贵族富绅等喜欢的一种绿色疗养保健法。膏摩对医师的要求高，只有"晓病因、通病理、知药性、善制膏、精按摩"的"上医"，才能达到"疏经络、调气血、理脏腑、通九窍、治未病"的效果。

　　我国历代公认的"神医、名医、御医"对膏摩的应用也多有记载。汉末《华佗别传》："有人苦头眩，头不得举……以膏摩立愈。"东晋道家名医，人称"葛仙翁"的葛洪，在所著的《肘后备急方》中也记载了8款膏摩方的应用与制作，被后世称为"神仙膏"。唐朝"药王"孙思邈在《备急千金要方》中指出："小儿虽无病，早起常以膏摩囟上及手足心，甚避寒风。"宋、元、明、清朝时期，医学家著述的医书中，对膏摩的应用记载更为翔实和丰富。但这些医书中记载的多是膏摩方，而与膏摩方相对应的制膏法、经络穴位按摩法等记载却甚少。膏摩是"上医治未病"技法，非常注重师徒间的口传身授，随着朝代的更替，用膏摩"治未病"的医学传承精髓渐渐遗失在历史的战乱中。

随着现代医学日益兴起，用膏摩"治未病"的中医精髓更是濒临失传。人们对膏摩的认识仅停留在用清凉油搽摩头部太阳穴，治头痛、防中暑。传统膏摩多将中药捣碎，用酒或醋浸泡后，再合猪脂熬炼，去滓成膏，现代则多用凡士林等为赋形剂。应用时取病痛局部，头顶、脐或辨证选穴，以手蘸膏摩之，每日1~2次，每穴100~300次，或摩至皮肤表面无余膏即可。

二、适应证

适用范围广泛，可用于骨伤、内、外、妇、儿及五官等科。治疗风湿痹痛、中风偏瘫、口眼歪斜、痛风、骨损肿痛、伤筋、闭经、便秘、夜啼、惊风、目暗赤痛、喉中息肉等症均有很好的疗效。临床还常用于治疗糖尿病性周围神经病变及血管病变、单纯性肥胖、抑郁症、睡眠障碍、习惯性便秘、血管性头痛、脑梗死或脑出血恢复期、肩周炎、滑囊炎、骨关节病、腰椎病变、脾胃气虚型小儿厌食症、反复呼吸道感染、小儿原发性遗尿等。

三、禁忌证

1.对药膏中某成分有明确的过敏史者，禁用。

2.局部皮肤破溃、感染者，禁用。

3.患者不能配合者，禁用。

四、操作方法

先按治疗处方将药物配制成软膏，然后将膏少许涂抹于体表部位，再运用推拿手法。一般多用一指禅推法、擦法、摩法、推法和按揉法等。膏摩所用处方的组成，多以活血化瘀、温经散寒、健筋壮骨等药物为主，随病情而辨证加减。

1.**糖尿病性周围神经病变及血管病变**　先用温水（40℃）泡足并热敷小腿，每次5~10分钟，然后用柔软毛巾擦干，最后用药膏按摩膝关节以下部位，足部用指腹，小腿用大小鱼际肌环行按摩，按摩力度均匀适度，使局部皮肤红润温暖，每次20分钟，每日2次。

2.**单纯性肥胖**　红外线腹部照射后涂抹复方大黄膏(含大黄、芒硝等)配合按摩治疗。

3.**骨伤科病证**　青鹏膏(棘豆、亚大黄、铁棒锤、毛诃子、余甘子、安息香、宽筋藤和人工麝香等藏药组成)按摩后予红外线治疗。

4. 习惯性便秘 通便膏(大黄、芒硝、杏仁、火麻仁、盐、枳实等制备而成)按摩,治疗老年习惯性便秘。

5. 抑郁症、睡眠障碍 摩顶膏(白芷、木香、丁香、附子、冰片、干姜、石菖蒲等共研细末,浸泡在75%的乙醇中,24小时后加入适量凡士林,微火加热至色变微黄,不要出现焦煳。过滤冷却后备用)做介质行按摩治疗。

6. 血管性头痛 用祛痛膏(白芷、木香、乳香、没药、冰片、樟脑制备而成)做介质行按摩治疗。

7. 脑梗死或脑出血恢复期 患者在内服汤药的基础上,加用瘫宁乳膏(川乌、川芎、红花、威灵仙、白芥子、冰片等药组成)膏摩,以改善神经功能及肢体疼痛、浮肿、麻木等症状。

8. 痤疮 用洗面奶清洗面部,然后用蒸气蒸面,外涂按摩膏(蒲公英、虎杖、白芷、丹参等粉碎、煎煮、提纯,然后加入霜剂中即可),手法按摩约20分钟,每周1次,共12次。

9. 儿科疾病

(1)玉屏风膏(黄芪、白术、防风制成)膏摩,加捏脊预防感冒。

（2）消食膏（人参、白术、茯苓、山药、陈皮、砂仁、山楂、鸡内金、炙甘草等组成）膏摩，治疗脾胃气虚型小儿厌食症。

（3）膏摩结合推拿手法，治疗反复呼吸道感染：清肺经、清心平肝、运八卦、清大肠、掐揉四横纹、合手阴阳、开璇玑、揉乳根膻中、分推肩胛骨、揉肺俞、按弦走搓摩、捏脊。

（4）推拿配合膏摩，辨证加减治疗小儿原发性遗尿症。取穴：腹、丹田、八髎、命门、肾俞、脾俞、胃俞。手法：摩法、擦法、按揉法、捏法、推法。

五、注意事项

1. 详细询问患者的中药用药史、中药药物过敏史；了解患者的意识、心理状态及合作程度；向患者解释操作目的、主要步骤、配合要点，以及相关事项，说明所用中药的作用及可能产生的副作用，以取得患者和（或）家属对执行该操作的知情同意。根据病情，安置患者于安全舒适体位，检查局部的皮肤情况。

2. 膏摩方中多含有一些毒性药物，不可入口，在选用时注意筛选。

3. 膏摩应用以中医辨证为前提施用。

4. 施用膏摩应注意防止损伤皮肤。

第二节　中药泡洗疗法

一、概述

中药泡洗疗法，是中医较常用的一种外治方法，通过辨证论治选用中药组成配方，通过外部泡洗疗法对疾病进行治疗，具有活血、温经、通络、解毒、清热等作用。

中药泡洗疗法以中药性味功能和脏腑经络学说理论为依据，选用一定的方药经过不同加热方法产生温热药气，利用中草药的热力或蒸汽熏洗直接作用于皮肤、腠理，起到开泄腠理、散邪解肌、清热解毒、消肿止痛、杀虫止痒、温经通络、活血化瘀、疏风散寒、祛风除湿、协调脏腑的作用（图6-1）。

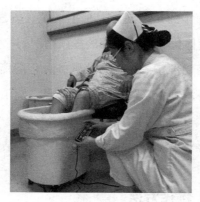

图 6-1　中药泡洗

二、适应证与禁忌证

1. 适应证　中风、高血压、腹胀、便秘、淋病、脚气病等。

2. 禁忌证　发热、急性炎症、昏迷、精神病、恶性肿瘤、黄疸、严重心脏病、孕妇，以及有出血倾向、妇女月经期间、哮喘发作者等。

三、操作前准备

1. 患者准备　详细询问患者的中药用药史、中药药物过敏史；了解患者的意识、心理状态及合作程度；向患者解释操作目的、主要步骤、配合要点，以及相关事项，说明所用中药的作用及可能产生的副作用，以取得患者和（或）家属对执行该操作的知情同意。根据病情，安置患者于安全舒适体位，检查局部的皮肤情况。

2. 用物准备　中药、热敷袋、足浴桶等。

3. 环境准备　环境应光线充足，清洁，干燥，安静。

4. 操作者准备　操作者应仪表整洁、洗手、戴口罩。

四、操作方法

1. 根据患者的实际情况做好解释工作。

2. 将中药泡洗方煎煮后，室温下晾至温度为38~40℃。

3. 协助患者取舒适的体位，暴露泡洗部位。

4. 将双足浸泡在药液中，用毛巾蘸药液淋洗至患者足三里穴（位置在小腿前外侧，犊鼻下3寸，距胫骨前缘一横指处）。足三里为足阳明胃经合穴，也是胃的下合穴，能健脾益气，帮助消除痰浊瘀血。每次熏洗 20~30 分钟。

5. 中药泡洗完毕后，用柔软的毛巾擦干局部皮肤，特别是足趾间隙。对于皮肤干燥者，泡完脚后指导患者涂润肤膏，以保证皮肤柔软，防止皲裂。

6.最后要对皮肤颜色、温度改变，以及足背动脉搏动情况和足部神经感觉进行评估。

五、注意事项

1.操作人员注意事项　运用中药泡洗疗法时一定要注意控制好水的温度，防止烫伤皮肤，尤其是对皮肤感觉差的患者。及时做好足部的保暖，不要受凉。

2.患者注意事项　患者不宜空腹用中药泡洗疗法，进餐后半小时内不宜进行泡洗，年老、心肺脑病、体质虚弱、水肿患者不可单独泡洗，且泡洗时间不宜过长，以防虚脱，泡洗后应静卧休息半小时，忌同时应用肥皂及其他浴液，以免影响药效。

第三节　中药湿敷疗法

一、概述

中药湿敷疗法，是采用中草药煎汤或取汁后用纱布直接敷于局部的一种治疗方法。本疗法是在传统的中草药捣烂外敷疗法的基础上发展起来的，曾广泛流传于民间。该法属中医外治法的溻渍法范畴。《外科精义》中说："夫溻渍疮肿之法，

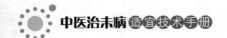

宣通行表，发散邪气，使疮内消也。盖汤水有荡涤之功……此谓疏导腠理，通调血脉，使无凝滞也。"

中药湿敷疗法，是采用中草药煎水湿敷，能使中草药的有效成分直接作用于患处。根据药物性味的不同，此法具有疏导腠理、清热解毒、消肿散结等作用。用于疮疡初起者，能深引毒邪，以内达外，移深居浅，化大为小，以至消散于无形，多可消毒脱腐，去滞止痛，除旧生新；用于穴位处，循行于经络血脉，内达脏腑，从而调理脏腑功能。

二、适应证与禁忌证

（一）适应证

1.减轻或消除脘腹疼痛、腰背酸痛、肢体麻木、酸胀等症状。

2.缓解或消除呕吐、腹泻，以及跌打损伤引起的局部瘀血、肿痛等。

（二）禁忌证

1.身体大血管处、皮肤损伤处，以及溃疡、炎症、水疱等处禁用。

2.腹部包块性质不明、孕妇腹部、腰骶部，局部无知觉处或反应迟钝者禁用。

3.麻醉未清醒者禁用。

三、操作前准备

1.患者准备　详细询问患者的中药用药史、中药药物过敏史；了解患者的意识、心理状态及合作程度；向患者解释操作目的、主要步骤、配合要点，以及相关事项，说明所用中药的作用及可能产生的副作用，以取得患者和（或）家属对执行该操作的知情同意。根据病情，安置患者于安全舒适体位，检查局部的皮肤情况。

2.用物准备　治疗盘，卵圆钳两把，敷布（用4~6层纱布制成），中药液，橡胶单，中单。见图6-2。

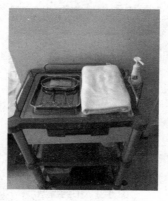

图 6-2　中药湿敷用物准备

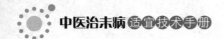

3. **环境准备** 环境应光线充足、清洁、安静，有条件者在治疗室操作。

4. **操作者准备** 操作者应仪表整洁，洗手。

四、操作步骤

1. 协助患者取合适体位，暴露湿敷部位，下垫橡胶单、中单，注意保暖，必要时用屏风遮挡。

2. 将药液倒入治疗碗内，测量药液温度，以38~40℃为宜，置敷布于药液中浸湿，然后用卵圆钳取出稍加拧挤，至不滴水为度，抖开，覆盖于患处，并轻压使之与皮损处密切接触，敷布大小宜与患处相当。有伤口部位在进行湿敷前应揭去敷料，湿敷完毕后按换药法重新包扎伤口。见图6-3。

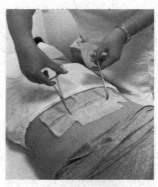

图6-3 中药湿敷

3.湿敷中注意观察敷布的温度和湿度。湿敷时每 5~10 分钟更换敷布 1 次。一般每日湿敷 2~3 次，每次 30~60 分钟。

4.湿敷完毕，取下敷布，擦干局部皮肤，取下中单、橡胶单。

5.湿敷结束，清理用物，按消毒隔离原则处理；洗手；观察并记录结果。

五、注意事项

1.操作者注意事项　严格执行无菌技术操作规程，避免交叉感染。敷布浸透药液后，应拧挤至干湿适宜，不滴水为度。药液温度要适宜，防止烫伤。操作时不要外盖不透气的敷料如油纸、塑料膜等，以免阻止渗出性病变的水分蒸发而加重病情。

2.患者注意事项　学会自我观察，如遇瘙痒、红疹，及时告知护士，禁止搔抓，以免引起感染。

六、常见不良反应及处理

1.皮肤过敏反应　出现局部瘙痒、红疹、水泡等，应立即停止敷药，并遵医嘱进行抗过敏处理。

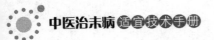

2. 中毒反应　出现头晕、口麻、恶心呕吐等，应立即停药，清洁局部皮肤，清除残留的药液，动态观察。该反应偶见于大面积使用湿敷中药的患者。

第四节　中药灌肠疗法

一、概述

中药灌肠疗法，是指利用中药汤剂，自肛门灌入直肠、结肠，使药物直达病所。将药液保留在肠道内，通过肠黏膜吸收，达到多种疾病的治疗与预防目的。是常用的中医外治方法。

灌肠疗法在中国历史久远，最早见于东汉时期张仲景的《伤寒论》，其中有用猪胆汁灌肠治疗便秘的记载。后世医书也有很多类似的记载，如敦煌遗书、藏医名著《四部医典》，以及《备急千金要方》《医宗金鉴》等。目前临床各科中都有应用，如内科利用其来治疗结肠炎、肾功能不全，外科利用其来减轻术后并发症，而妇科则主要用于治疗盆腔炎、附件炎等妇科炎症。

中药灌肠疗法是一种简便的治疗方法。适应

证广，不仅能治疗溃疡性结肠炎、慢性盆腔炎、急性肾功能衰竭等疾病，还能用于治疗难治性便秘、中风闭证等。

二、中药灌肠药物配制

灌肠方药一般根据患者不同病情特点临时配制而成。经过煎煮后浓缩至一定剂量，装入容器备用。如用散剂，在使用时加入温水调匀即可。

三、灌肠方法

先备以肛管，外面涂少量石蜡油，使之滑润，以便插入时不致对肛门及肠黏膜产生刺激或损伤；然后将肛管插入肛门，其插入深度根据所患疾病及病变部位不同而定，一般 10~30mm；接着将已配制好的药液经注射针筒注入，或由灌肠筒滴入。灌肠液的多少及保留时间长短亦需根据病情而定。如尿毒症灌肠液一般为 200~500mL，保留 2~3 小时；肠梗阻灌肠液一般约 500mL，保留 1~2 小时；溃疡性结肠炎灌肠液一般 30~100mL，保留 4~8 小时。

四、中药灌肠常用药物

生大黄、牡蛎、蒲公英、生地、芒硝、丹参、

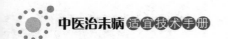

龙骨、金银花、黄柏、赤芍、当归、甘草等。

五、中药灌肠疗法在不同疾病中的应用

（一）溃疡性结肠炎

溃疡性结肠炎属于炎症性肠病，以反复发生的肠道溃疡为特征，临床表现为腹泻、黏膜脓血便及腹痛，经常反复发作，并发症多，临床治疗困难。

改良中药保留灌肠疗法不仅达到局部治疗的效果，而且避免了全身性毒副作用。目前临床上已能较好地应用其来治疗溃疡性结肠炎等疾病。

（二）慢性盆腔炎

慢性盆腔炎是指女性内生殖器及其周围结缔组织、盆腔腹膜的慢性炎症。其临床表现主要为月经紊乱、腰腹疼痛及不孕等。盆腔炎特别是慢性盆腔炎是十分常见的妇科疾病，在我国发病率极高。因此，采取有效合理的方法治疗就显得尤其重要。

改良中药灌肠疗法主要是通过药液在肠壁的吸收来发挥药效的，安全有效，能直接作用于盆腔部位，避免了口服药物对全身的影响，目前已

有很多医药用灌肠疗法来治疗慢性盆腔炎。

（三）急性肾功能衰竭

急性肾功能衰竭是肾脏本身或者肾外原因引起肾脏泌尿功能急剧降低，以致机体内环境出现严重紊乱的临床综合征。目前无特异性有效治疗办法。

中药保留灌肠疗法能利用肠黏膜组织的半透膜特性，选择性吸收和排泄肠道内的药液，促进肾功能恢复，提高治愈率，降低死亡率，充分体现了中医药治疗急症的优势。

六、注意事项

1. 详细询问患者的中药用药史、中药药物过敏史；了解患者的意识、心理状态及合作程度；向患者解释操作目的、主要步骤、配合要点，以及相关事项，说明所用中药的作用及可能产生的副作用，以取得患者和（或）家属对执行该操作的知情同意。根据病情，安置患者于安全舒适体位，检查局部的皮肤情况。

2. 配制灌肠液时应避免使用对肠黏膜有腐蚀作用的药物。

3.插入肛管时手法应轻柔，以免擦伤黏膜。如有痔疮者，更应审慎。

4.灌肠液应根据病情保留一段时间，如某些病人不能保留，可采取头低足高仰卧位，灌肠液亦宜减少剂量。灌肠的时间一般以晚上临睡前为宜。

第七章　其他物理治疗类

第一节　电蜡疗法

一、概述

蜡疗法,是利用加热的医用蜡贴敷于人体体表或某些穴位上,产生刺激和温热作用,使局部血管扩张,血流加快而改善周围组织的营养,促进组织愈合;或起到温通经络、行气活血、祛湿散寒的作用,而达到温中散寒、消肿定痛之效。另一方面,热蜡在冷却过程中,体积渐渐缩小,产生柔和的机械压迫作用,能防止组织内的淋巴液和血液渗出,从而促进渗出液的吸收。

电蜡疗法,是利用可控温电热系统对封闭在高分子袋内的石蜡进行均匀加热,充分熔化后断电而保持最佳恒温的一种治疗方法。此法解决了传统蜡疗法中操作不便、异味刺激、清洁困难、安全性差等问题,疗效显著。

二、适应证与禁忌证

(一)适应证

1.损伤及劳损　肌肉、韧带、肌腱的扭挫伤、肌肉劳损及关节病变。如关节强直、挛缩、慢性非特异性关节炎、肩周炎、腱鞘炎、滑囊炎等。

2. 外伤或手术后遗症　如瘢痕粘连及浸润，伤口或溃疡面愈合不良，以及营养不良性溃疡等。

3. 神经性疼痛　神经炎、周围性面神经麻痹、糖尿病周围神经病变、神经性皮炎、皮肤硬化症、肌炎、骨髓炎等。

4. 消化道疾病　胃脘痛、腹痛、虚寒泄泻、胃肠神经症、胃炎、胆囊炎等。

5. 妇科疾病　慢性盆腔炎、不孕症等。

（二）禁忌证

1. 局部皮肤感觉障碍、有出血倾向的患者，以及孕产妇、婴幼儿禁用。

2. 虚弱高热、心肾功能衰竭、恶性肿瘤、结核、化脓性感染、伤口渗出未停止的患者禁用。

三、操作方法

1. 了解患者的意识、心理状态及合作程度，做好解释工作，使患者配合治疗。准备好蜡袋、电源插头。见图 7-1。

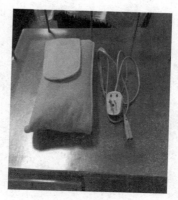

图 7-1 电蜡疗法准备用物

2. 将蜡袋平放，接通 220V 电源约 45 分钟，即可储热软化。蜡袋加热时每 5 分钟翻转 1 次，以便两边温度平衡。蜡袋加热完成后，解除与电源插座相连插头，以及连接蜡袋插头，即可敷于治疗部位进行治疗。再次治疗预热时间不宜超过 30 分钟。每次治疗 30 分钟，15 次为 1 疗程。见图 7-2。

3. 根据不同治疗部位，使患者选择舒适持久的体位，并检查局部皮肤情况。如敷穴位前先进行穴位定位，并对患者进行安全保护教育。

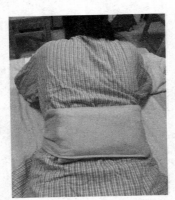

图 7–2　电蜡疗示意图

4. 操作过程中，应随时观察患者的局部和全身情况。

5. 操作完毕，协助患者于舒适体位，整理衣被，嘱患者休息 30 分钟。

6. 收拾用物，将蜡疗袋平放，使其恢复平整，洗手，观察并记录结果。

四、注意事项

1. **操作者注意事项**　注意安置患者于舒适、持久的体位。为确保使用安全，严禁带电给患者使用，加热时不要放在被褥内，蜡袋严禁摔打、折叠和挤压，防止漏蜡。

2. **患者注意事项**　治疗前选择舒适体位，治疗过程中，不能随便变动体位。学会自我观察是否对蜡过敏，如蜡疗部位出现瘙痒、红疹、水泡等，应立即通知护士停止蜡疗。蜡疗后如有出汗，要及时补充水分，可喝一杯温开水。

第二节　红光照射疗法

一、概述

红光治疗仪，是一种新型的可以应用于医院、家庭的光疗设备。红光治疗机理主要是光化学作用，而不是热作用，红光照射人体，被人体细胞线粒体强烈吸收，过氧化氢酶、超氧化物歧化酶等多种酶的活性得到激发，使细胞的新陈代谢增加，糖原含量增加，蛋白合成增加，三磷酸腺苷分解增加，从而加强细胞新生，促进伤口和溃疡愈合，从而达到消炎、消肿、止痛、止痒的作用。

二、适应证

1. 内科　糖尿病合并带状疱疹、糖尿病下肢血管病变、糖尿病足溃疡、糖尿病周围神经病变、糖尿病合并化脓性感染创面、小儿腹泻、缺血性心脏病、慢性胃炎、小儿肺炎、神经痛等。

2. **皮科** 带状疱疹、斑秃、下肢溃疡、褥疮、静脉炎、丹毒、疔肿、皮炎、毛囊炎、痤疮、甲沟炎、酒糟鼻、肛门瘙痒、冻疮和各种湿疣等。

3. **外科** 伤口感染、脓肿、溃疡、前列腺炎、腰肌劳损、肛裂、肩周炎、软组织挫伤、烫伤、注射后臀部硬结、烧伤及手术后愈合等。

4. **妇科** 慢性盆腔炎、附件炎、宫颈糜烂、外阴白斑、阴部瘙痒、乳腺囊性增生症、急性乳腺炎、乳头糜烂、产后感染和手术后恢复等。

5. **烧伤科** Ⅱ°烧伤、感染及手术愈合。

三、禁忌证

1. 有光敏反应史者，慎用。

2. 恶性肿瘤、出血性疾病、急性感染期，不宜使用。

3. 患各种严重的心肝等疾病、急性生殖系统感染、发烧等，不宜使用。

4. 急性阴道炎、宫颈炎、盆腔炎等待炎症治愈后，方能进行红光照射治疗。

5. 血液凝固性差者，慎用。

6. 急性外伤48小时内禁用。

7. 动静脉阻塞性病变禁用。

四、操作方法

1. 将红光辐射器对准被治疗部位，距离 40cm 左右。

2. 按动时间 + − 键和输出 + − 键，分别调整到所需治疗时间和治疗剂量。

3. 按启动键，治疗过程中不要移动红光辐射器。

4. 治疗完成后，治疗仪自动停止工作。

五、举例

（一）糖尿病足

患者卧位，充分裸露患处，红光局部照射，照射距离 3~10cm，2 次 / 天，10 分钟 / 次。

（二）糖尿病合并化脓性感染创面

对溃烂伤口死亡组织要进行一次性创面清创，冲洗后用红光灯治疗仪进行创面照射治疗，光距 3~10cm，照射时间 15~20 分钟。根据创面溃烂深度确定照射时间长短，每日 1 次，10 天 1 疗程。

六、注意事项

1. 热红光治疗时一定要调整好辐射器与被治

疗部位距离。温度要适宜，治疗部位稍微有温热感即可（＜43℃）。

2. 正常使用状况下辐射器窗口可见辐射，勿直视光源或通过光学仪器直视光源。

3. 禁止工作状态下装配、拆卸、维护本治疗仪的辐射器。

4. 避免直视辐射器的辐射光线。

5. 治疗仪使用的 220V 电源必须有保护接地。

6. 红光治疗仪应在医生指导下使用。

7. 使用期间有任何不适，应立即停止治疗。

8. 不得对眼部直接照射。

第三节　红外线照射疗法

一、概述

红外线照射疗法，是全球医学疼痛管理的重大突破。该疗法利用红外线可深入人体组织的特性及红外线温热效应，升高组织温度，扩张毛细血管，促进血液循环，增强物质代谢，提高组织细胞活力及再生能力。

红外线灯是将钨丝伸入充气的石英管中，钨

丝在交流电压作用下发热，并加热石英管中的气体，由此产生红外线电磁波。红外线向外辐射，可以用来加热，红外线是一种电滋波，它以光的速度传播，携带很高的能量，可以发挥的主要作用如下。

1.**促进血液循环**　利用远红外线的作用，通过皮肤升高皮下深层温度，扩张微血管，从而促进血液循环，复活酵素，强化血液及细胞组织代谢，对细胞恢复年轻态有很大的帮助，并能改善贫血。

2.**调节血压**　远红外线可使微血管扩张，促进血液循环，从而改善高血压、低血压的相关症状。

3.**改善关节疼痛**　远红外线的深透力可达肌肉关节深处，使身体内部升温，肌肉放松，加快微血管网的氧气及养分交换，并排除积存体内的疲劳物质和乳酸等老化废物，从而达到消除内肿、缓和酸痛之目的。

4.**调节自律神经**　自律神经主要是调节内脏功能。人长期处在焦虑状态，自律神经系统持续紧张，会导致免疫力降低，头痛、目眩、失眠乏力、四肢冰冷等症状。远红外线可调节自律神经，改善或祛除以上症状。

5. 改善循环系统 远红外线照射的全面性和深透性，对于遍布全身内外无以数计的微循环组织系统，是唯一能完全照顾的理疗方式。微循环顺畅之后，心脏收缩压力减轻，氧气和养分供应充足，自然身轻体健。

二、适应证

1. 对褥疮患者、慢性溃疡有良好的愈合效果。

2. 手术后的伤口愈合、炎症、外感病证、创伤愈合、外周损伤等病证。

3. 大手术炎症、严重烧伤患者、烧伤后慢性溃疡、烧伤后感染。

4. 可以治疗痛经、月经不调、盆腔炎等。

5. 帮助中风后遗症(偏瘫患者)的功能训练、肌力训练、关节功能恢复，可以治疗膀胱炎、前列腺炎、淋巴炎。

6. 可治疗腰痛、腰椎间盘突出症、软组织损伤、腰肌劳损、坐骨神经痛、肩周炎，以及功能训练、肌力创伤恢复、韧带重建后关节体感觉功能康复。

三、禁忌证

对高烧、肿瘤、开放性肺结核、出血症、动脉硬化症等患者，禁用。

四、操作方法

1. 将红外线照射灯对准被治疗部位，距离40cm 左右。

2. 按动时间"＋－"键调整到所需治疗时间。

3. 治疗完成后，照射灯自动停止工作。

4. 治疗开始不要移动红外线照射灯。

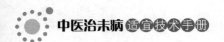

参考文献

[1]董建萍，张晶，宋艳丽，等.头部透穴结合普通针刺治疗糖尿病神经源性膀胱的临床观察［J］.中国中医药科技，2011，18(2)：151~152.

[2]廉治军，曲燕.刺针法治疗糖尿病周围神经病变临床观察.中医药学刊.2004，4：285~287.

[3]高忻洙，胡玲主编.中国针灸学词典[M].南京：江苏科学技术出版社，2010：312.

[4]高忻洙，胡玲主编.中国针灸学词典[M].南京：江苏科学技术出版社，2010：309.

[5]郭湘丽，赵施竹.神阙灸配合苍龟探穴针法治疗糖尿病胃轻瘫30例.中国实用医药.2013，5（15）:150~151

[6]李晓雷.烧山火针刺手法治疗糖尿病周围神经病变50例.黑龙江中医药.2011，1：31~33.

[7]何采辉.基于《内经》"下病上取"理论针刺运动疗法治疗膝痛临床分析,中国当代医药2013，20（21）：131~132.

[8]张伯臾，董建华，周仲英，等.中医内科学[M].上海：上海科学技术出版社，1985：113.

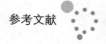

[9] 何广新. 针刺运动疗法及其临床应用, 中国针灸, 1982, 3：43~44.

[10] 范郁山. 浅刺针法探微［J］. 中国针灸, 2003, 23（2）：92~94.

[11] 张连纪, 孔祥庚, 郭祥坤, 等. 针刺运动疗法治疗急性腰部软组织损伤300例报告. 中医正骨, 1996, 8（3）：35.

[12] 陆寿康. 刺法灸法学 [M]. 北京：中国中医药出版社, 2007：85.

[13] 贺思圣主编. 贺氏管针术治疗常见病. 北京：人民军医出版社, 2015：1~13.

[14] 王金贵. 胡氏腹部推拿法及其理论基础, [J]. 按摩与导引, 1999（5）.3~4.